JESKO WILKE

WIE MAN NICHT STIRBT

JESKO WILKE

WIE MAN NICHT STIRBT

Die 12 häufigsten Todesursachen
und wie Sie sie vermeiden

**DIE FORMEL FÜR
EIN LANGES LEBEN**

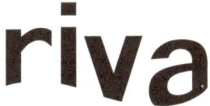

Bibliografische Information der Deutschen Nationalbibliothek:
Die Deutsche Nationalbibliothek verzeichnet diese Publikation in der Deutschen Nationalbibliografie.
Detaillierte bibliografische Daten sind im Internet über http://dnb.d-nb.de abrufbar.

Wichtiger Hinweis
Sämtliche Inhalte dieses Buchs wurden – auf Basis von Quellen, die der Autor und der Verlag für vertrauenswürdig erachten – nach bestem Wissen und Gewissen recherchiert und sorgfältig geprüft. Trotzdem stellt dieses Buch keinen Ersatz für eine individuelle medizinische Beratung dar. Wenn Sie medizinischen Rat einholen wollen, konsultieren Sie bitte einen qualifizierten Arzt. Der Verlag und der Autor haften für keine nachteiligen Auswirkungen, die in einem direkten oder indirekten Zusammenhang mit den Informationen stehen, die in diesem Buch enthalten sind.

Für Fragen und Anregungen:
info@rivaverlag.de

1. Auflage 2017
© 2017 by riva Verlag, ein Imprint der Münchner Verlagsgruppe GmbH
Nymphenburger Straße 86
D-80636 München
Tel.: 089 651285-0
Fax: 089 652096

Alle Rechte, insbesondere das Recht der Vervielfältigung und Verbreitung sowie der Übersetzung, vorbehalten. Kein Teil des Werkes darf in irgendeiner Form (durch Fotokopie, Mikrofilm oder ein anderes Verfahren) ohne schriftliche Genehmigung des Verlages reproduziert oder unter Verwendung elektronischer Systeme gespeichert, verarbeitet, vervielfältigt oder verbreitet werden.

Redaktion: Christine Selius
Umschlaggestaltung: Luisa Dickhoff, München
Umschlagabbildung: Shutterstock/pernsanitfoto
Satz: Hallo Fuchs, Gauting
Druck: GGP Media GmbH, Pößneck
Printed in Germany

ISBN Print 978-3-7423-0163-5
ISBN E-Book (PDF) 978-3-95971-628-4
ISBN E-Book (EPUB, Mobi) 978-3-95971-627-7

Weitere Informationen zum Verlag finden Sie unter

www.rivaverlag.de
Beachten Sie auch unsere weiteren Verlage unter
www.m-vg.de

Für meine Eltern

INHALT

- 7 Einleitung
- 10 Wie man nicht an einer Herz-Kreislauf-Erkrankung stirbt
- 32 Wie man nicht durch Übergewicht stirbt
- 46 Wie man nicht an einem Schlaganfall stirbt
- 57 Wie man nicht an einer Infektion stirbt
- 71 Wie man nicht an einem Behandlungsfehler stirbt
- 85 Wie man nicht an Lungenkrebs stirbt
- 96 Wie man nicht an Demenz erkrankt
- 107 Wie man nicht an Darmkrebs stirbt
- 118 Wie man nicht an Brustkrebs stirbt
- 131 Wie man nicht an Prostatakrebs stirbt
- 144 Wie man nicht durch einen Selbstmord stirbt
- 156 Wie man nicht durch einen Unfall stirbt
- 163 Über die Schwierigkeit, verlässliche Daten zu erhalten
- 166 Quellenangaben
- 173 Register

EINLEITUNG

DER HIMMEL KANN WARTEN

Wenn man wie ich in der Mitte der Fünfziger angekommen ist, gewinnt das Thema Gesundheit naturgemäß an Bedeutung. Neben meinen eigenen, glücklicherweise eher harmlosen Zipperlein (nerven tun sie trotzdem!), hat es bereits ernsthafte Erkrankungen, ja leider sogar Todesfälle unter Freunden und Kollegen meines Jahrgangs gegeben. Die häufigsten Ursachen: Krebs- und Herzerkrankungen. Mich beschlich eine diffuse Panik. Doch gleichzeitig war mir klar: Das Thema schnell wieder zu verdrängen wäre keine kluge Strategie. Also entschied ich mich, der Sache auf den Grund zu gehen, und stellte mir folgende Frage: Wie kann es gelingen, nicht zu sterben? Zumindest nicht vorzeitig und an einer Krankheit, sondern wie drei meiner Tanten, die nach einem langen Leben in körperlicher und geistiger Gesundheit schließlich an Altersschwäche starben. Die Antworten finden Sie in diesem Buch, darum heißt es »Wie man nicht stirbt«. Sein Aufbau folgt den zwölf häufigsten Todesursachen. Jeder von ihnen ist ein Kapitel gewidmet. Zusammen sind sie für rund 90 Prozent aller Todesfälle in Deutschland verantwortlich. Sich vor ihnen zu schützen ist also eine wirklich sinnvolle und lebensverlängernde Maßnahme. Und ich zeige Ihnen, wie das geht. Mit weit über hundert konkreten Tipps. Jeder von ihnen bietet eine Möglichkeit, Ihre Lebenszeit zu verlängern – **Sie haben es selbst in der Hand!**

Denn das ist die eigentliche Sensation, auf die ich während der Recherche zu diesem Buch gestoßen bin: **Noch nie war der persönliche Lebensstil so entscheidend für unsere Gesundheit wie heute.** Durch unser Verhalten können wir nämlich maßgeblichen

Einfluss nehmen – Schätzungen zufolge hängen etwa 70 Prozent unserer Gesundheit von unserem individuellen Lebensstil ab. Daraus ergibt sich eine einmalige Chance: Durch eine kluge und gesunde Lebensweise können wir unser Leben leicht um dreißig Jahre verlängern!

Tod durch Bequemlichkeit

Unsere Lebenserwartung verlängert sich ständig. Sie steigt pro Dekade um 2,5 Jahre. Das heißt, wer 1980 geboren ist, lebt im Durchschnitt zwei bis drei Jahre länger als ein 1970 Geborener und so weiter. Doch die Statistik schützt nicht vor einer ungesunden Lebensweise, das müssen wir schon selbst in die Hand nehmen. Denn unser Leben wird durch Entscheidungen bestimmt, die wir treffen. Von einigen dieser Entscheidungen hängt es ab, ob wir lange leben oder früh sterben. Zum Beispiel, ob wir rauchen oder nicht. Oder ob wir regelmäßig Sport treiben und – besonders wichtig – wie wir uns ernähren: Entscheiden wir uns für eine Avocado oder für eine Bratwurst, für eine Handvoll Paranüsse oder für einen Schokoriegel, für einen Waldlauf oder das Sofa?

Anhand der zwölf häufigsten Todesursachen zeige ich Ihnen, was hinter der jeweiligen Erkrankung steckt, wie sie behandelt wird und vor allem: Wie Sie sich aktiv und effektiv davor schützen können. Welche Vorsorgemaßnahmen sind sinnvoll, welche nicht? Welche Risiken lauern in unserem Gesundheitssystem? Konkret: Wie schütze ich mich vor Behandlungsfehlern, Krankenhauskeimen oder gefährlichen Medikamenten? Für jede Todesursache gibt es ein Testelement, mit dem Sie Ihr individuelles Risiko ermitteln können. So erhalten Sie Anhaltspunkte, in welchen Bereichen Prävention für Sie besonders lohnend ist.

Dies ist kein Buch für Hypochonder, sondern für Menschen, die bereit sind, dem Feind ins Auge zu sehen. Und damit Pflichtlektüre für alle, die gesund und fit alt werden wollen! Denn je älter wir werden – das ist nun mal der Lauf der Dinge –, desto größer wird die Wahrscheinlichkeit, eine ernsthafte Erkrankung zu bekommen. Doch wir können uns schützen. Der gesunde Lebensstil von heute wird zur Gesundheit von morgen!

Bleiben Sie fit und treffen Sie die richtigen Entscheidungen.

WIE MAN NICHT AN EINER HERZ-KREISLAUF-ERKRANKUNG STIRBT

Risiko-Check

TODESRISIKO:	Todesursache Nr. 1
ERKRANKUNGSRISIKO:	48 Prozent aller Todesfälle
TODESFÄLLE:	340.000 pro Jahr
TODESFÄLLE FRAUEN:	190.000
TODESFÄLLE MÄNNER:	150.000
ALTERSRISIKO:	90 Prozent der Opfer sind 65 Jahre und älter
ÜBERLEBENSCHANCE HERZINFARKT:	15 bis 17 Prozent
SCHUTZWIRKUNG VORSORGE:	Sehr gut

(Quelle: Statistisches Bundesamt, Robert Koch-Institut, Bundesministerium für Bildung und Forschung)

Fakten-Check

EIN STARKES ORGAN

Mit Herz-Kreislauf-Erkrankungen werden Erkrankungen des Herzens und des Blutkreislaufs zusammengefasst. Chronische und akute Erkrankungen der Herzkranzgefäße (das sind die Blutgefäße, die den Herzmuskel versorgen) stellen mit 120.000 Sterbefällen die größte Gefahr dar. Zu dieser Gruppe zählen auch die etwa 50.000 Todesfälle durch Herzinfarkt, an dem inzwischen fast so viele Frauen wie Männer sterben (22.000 Frauen gegenüber 28.000 Männern). Hinzu kommen der Plötzliche Herztod, häufig ausgelöst durch ein Herzkammerflimmern oder einen Herzinfarkt (100.000 Todesfälle), der Schlaganfall (100.000 Todesfälle) und die chronische Herzmuskelschwäche (45.000 Todesfälle). Laut Schätzungen der Weltgesundheitsorganisation (WHO) könnten mehr als 50 Prozent der Todesfälle aufgrund von Herz-Kreislauf-Erkrankungen durch geeignete Präventionsmaßnahmen vermieden werden.

Wir verkennen die echten Gefahren

Wissen Sie, wie viele Menschen in Deutschland pro Jahr im Straßenverkehr sterben? Es sind etwa 3400 bis 3500. Dank Sicherheitsgurten, Airbags, moderner Assistenzsysteme und vieler weiterer Maßnahmen hat sich die Zahl der Opfer seit dem Jahr 2000 glücklicherweise halbiert. Die Investitionen der Autoindustrie und die Bereitschaft der Kunden, diese kostspielige Entwicklung zu finanzieren, haben sich gelohnt. Stellen Sie sich nun bitte eine Todesursache vor, an der hundertmal (!) so viele Menschen sterben. Eine Seuche epidemischen Ausmaßes, die pro Jahr zwischen 340.000 und 350.000 Leben vernichtet! Es handelt sich um eine Bedrohung, die ebenfalls etwas mit Transport zu tun hat, mit einem Netz aus Haupt- und Nebenstraßen, die unseren Organismus mit einem lebenswichtigen Element versorgen – dem Sauerstoff! Der Crash tritt ein, wenn ein Konglomerat aus arteriosklerotischen Plaque-Teilchen eine Hauptverkehrsader blockiert. Die Folge: Es bildet sich ein Verkehrsinfarkt lebensbedrohlichen Ausmaßes. Denn es handelt sich nicht um Kolonnen von Autos, die sich aufstauen, sondern um sauerstoffreiches Blut, das nicht weiterfließen und das dahinterliegende Gewebe am Leben erhalten kann. Häufige Folge eines solchen Blutgerinnsels sind Herzinfarkt und Schlaganfall. Zu einem Herzinfarkt kommt es, wenn ein Herzkranzgefäß von dem »Unfallstau« betroffen ist; zum Schlaganfall, wenn ein gehirnversorgendes Gefäß blockiert wurde. Beides endet nicht selten mit dem Tod. Und was tun wir dagegen? Achten wir auf unsere Ernährung, treiben wir Sport, behalten wir unsere Blutdruck- und Blutfettwerte im Auge?

Tödliches Übergewicht

Offenbar nicht, denn die Zahl der Übergewichtigen – Adipositas ist einer der größten Risikofaktoren für Herz-Kreislauf-Erkrankungen – nimmt stetig zu (siehe auch Kapitel »Übergewicht« ab Seite 32). Der Hauptgrund: Der übermäßige Konsum fett- und zuckerreicher Nahrungsmittel führt zu einem Kalorienüberschuss in der Energiebilanz. Wir nehmen mehr Energie über die Nahrung auf, als wir durch Bewegung verbrauchen. Ein Umstand, der unweigerlich zu einer Gewichtszunahme führt. Das Problem: Selbst wenn der Energieüberschuss nur gering ist – ein bis zwei zusätzliche Kilogramm pro Jahr sind so schnell erreicht. Auf zehn Jahre gerechnet, kommen auf diese Weise zehn bis zwanzig Kilogramm zusätzlich auf die Waage – Übergewicht, das sich besonders bei Männern als viszerales Bauchfett an Leber und Darm anlagert. Gerade dieses »innere« Fett gilt als besonders ungesund, weil es Botenstoffe freisetzt, die sich auf den Blutdruck und das Hormon Insulin auswirken und Entzündungen auslösen können.

Falsche Prioritäten

Es ist schon absurd – wir investieren Tausende von Euro, um die Sicherheit unserer Fahrzeuge zu verbessern, und setzen gleichzeitig unser Leben aufs Spiel, weil wir die einfachsten Regeln einer gesunden Lebensweise missachten. Zum Beispiel, indem wir an der Qualität unserer Lebensmittel sparen, uns zu wenig bewegen oder weil wir rauchen. Dabei sollte doch klar sein: Unser Herz-Kreislauf-System verfügt weder über Airbags noch über ABS! Wenn es hier zum Crash kommt, zahlen wir mit unserem Leben.

Ein wahres Wunderwerk im Brustkorb

Unser Herz treibt ein unglaubliches Wunderwerk an, in dem alles mit allem verbunden ist. Über den kleineren Lungenkreislauf wird unser Blut mit Energie aus der Atemluft versorgt und gleichzeitig von »Abgasen«, dem Kohlendioxid, befreit. Über den großen Körperkreislauf wird unser gesamter Organismus mit sauerstoffreichem Blut versorgt, das bis in die feinsten Verzweigungen der Gefäße gelangt. Unser Herz vollbringt eine unglaubliche Leistung. Bei einem Puls von durchschnittlich 70 Schlägen pro Minute schlägt es bereits an einem Tag rund 100.000 (!) Mal und transportiert dabei fast 9000 Liter Blut durch den Körper. Im Laufe eines Menschenlebens kommen so etwa 3 Milliarden Herzschläge zusammen. Dass unser Blut »staufrei« alle großen und kleinen, weiten und engen Bereiche unseres Körpers erreichen kann, klappt nur, wenn dieses gigantische »Leitungssystems« top gewartet ist und das darin fließende Blut »klumpenfrei« zirkuliert. Enthält es Bestandteile, die sich an den Wänden der Gefäße anlagern und sie verengen, steigt die Wahrscheinlichkeit von Durchblutungsstörungen und Verstopfungen. Mediziner sprechen dann von einer Arteriosklerose.

Das Cholesterinproblem

Mit Arteriosklerose werden degenerative Prozesse an den Arterienwänden bezeichnet. Eine Reihe von Faktoren begünstigt die Entstehung dieser im Volksmund auch Arterienverkalkung genannten Erkrankung. Neben erblicher Veranlagung, Übergewicht, Diabetes, Rauchen, Stress und Bewegungsmangel gilt die Ernährung als wesentlicher Einflussfaktor. Hier kommt das sogenannte LDL-Cholesterin (Low Density Lipoprotein) ins Spiel, das gemeint ist, wenn vom »schlechten« Cholesterin die Rede ist. Die unter Experten umstrittene Theorie: Durch die Einlagerung von LDL-Cholesterin verengen und verhärten sich die Gefäßwände, bis nicht mehr ausreichend Blut hindurchfließen kann. In der Folge kann es zum Beispiel zu einem Herzinfarkt oder zu einer Durchblutungsstörung im Gehirn kommen. Als ernährungsbedingte Ursache für hohe LDL-Werte gilt ein erhöhter Konsum von tierischen Fetten, wie sie in Fleisch, Wurst, Käse, Butter und Eiern vorkommen.

HDL-Cholesterin (High Density Lipoprotein) hingegen ist in der Lage, überschüssiges Cholesterin aus den Körperzellen und dem Blut zu lösen und zur Leber zu transportieren, wo es »entsorgt« wird. HDL verhindert also, dass sich zu viel Cholesterin im Blut ansammelt und in den Blutgefäßwänden abgelagert werden kann. Deshalb wird HDL auch als »gutes« Cholesterin bezeichnet. Mithilfe einer Blutuntersuchung können die Blutfettwerte getrennt voneinander bestimmt und in Relation gesetzt werden, womit das individuelle Risiko, an einer Arteriosklerose zu erkranken, eingeschätzt werden soll. Die medizinischen Fachgesellschaften geben als Grenzwert für das »schlechte« LDL-Cholesterin 160 Milligramm pro Deziliter (mg/dl) an. Wer darüber liegt, gilt als behandlungsbedürftig. Heute ist es zur gängigen Praxis geworden, gesunden Menschen, die erhöhte Blutfettwerte haben, Medikamente zu verschreiben. Das Ziel: Die Cholesterinwerte sollen gesenkt werden. Doch der Nutzen sogenannter Statine, das sind Cholesterinsynthese-Enzymhemmer, ist unter Medizinern umstritten.

ⓘ FRAGWÜRDIGE BEHANDLUNG MIT STATINEN

Der Zusammenhang zwischen dem Cholesterinspiegel im Blut und der Ausprägung sklerotischer Plaques ist wissenschaftlich nicht hinreichend belegt.

— Unabhängige Studien zeigen, dass eine Behandlung mit Statinen bei Menschen, die einen hohen Cholesterinwert haben, zwar das Cholesterin im Blut senkt, jedoch keinen Effekt auf die Gesundheit hat.

— Eine Langzeitstudie aus den Niederlanden mit über 5000 Teilnehmern im Alter von 55 bis 99 Jahren weist sogar auf einen gesundheitlichen Nutzen eines hohen Gesamtcholesterinspiegels hin. Teilnehmer mit erhöhtem Gesamtcholesterinwert starben weniger häufig an Krebserkrankungen.

— Statine können schwere Nebenwirkungen haben. Zum Beispiel Muskelschmerzen, Muskelschäden und Nervenschäden, die möglicherweise zu einer Demenzerkrankung führen.

– Medizinkritiker bemängeln, dass viele Studien zur Wirksamkeit von Statinen von der Pharmaindustrie finanziert werden.

Fazit: Ein präventiver Effekt von Statinen bei gesunden Menschen mit erhöhten Cholesterinwerten scheint nicht gegeben. Insbesondere bei älteren Personen sollte eine gründliche Abwägung stattfinden.

Die Rolle des Blutdrucks

Ein zu hoher Blutdruck (Hypertonie) erhöht das Risiko, einen Herzinfarkt oder Schlaganfall zu erleiden. Doch wann gilt der Blutdruck als zu hoch und was ist ein normaler Blutdruck? Blutdruck wird in der Einheit mmHg (Millimeter Quecksilbersäule) angegeben. Im Ruhezustand sollte er bei 120/80 mmHg liegen. Warum zwei Werte? Ganz einfach: Durch den Pumpvorgang, den unser Herz bei jedem Schlag leistet, entsteht eine wellenförmige Druckschwankung. Man unterscheidet zwischen der Kontraktion der Herzkammern (Systole) und der Füllungsphase (Diastole). Direkt nachdem die Herzkammern sich zusammengezogen haben, wird das Blut aus der linken Herzkammer stoßartig in das arterielle Gefäßsystem gepumpt und erreicht seinen höchsten Wert, den systolischen Druck. Anschließend entspannt sich die Herzkammer wieder und füllt sich dabei mit Blut. Der Druck fällt ab und erreicht vor dem nächsten Pumpstoß seinen niedrigsten Wert, den diastolischen Druck.

Was bedeuten die Werte?

Bluthochdruck, Übergewicht, Diabetes, Rauchen und erhöhte Blutfettwerte werden als kardiometabolische Risikofaktoren bezeichnet. Kommen sie zusammen, besteht eine erhöhte Gefahr, eine Herz-Kreislauf-Erkrankung zu erleiden. Ab einem Grenzwert von 140 mmHg systolisch und 90 mmHg diastolisch gilt erhöhter Blutdruck als behandlungsbedürftig.

ⓘ BLUTDRUCKWERTE

NORMALER BLUTDRUCK:	120 bis 139 mmHg / 80 bis 89 mmHg
HYPERTONIE GRAD 1:	140 bis 159 mmHg / 90 bis 99 mmHg
HYPERTONIE GRAD 2:	160 bis 179 mmHg / 100 bis 109 mmHg
HYPERTONIE GRAD 3:	über 180 mmHg / über 110 mmHg

Der »Weißkittel-Bluthochdruck«

Blutdruck wird mithilfe einer Manschette am Oberarm in Herzhöhe gemessen. Das Problem: Viele Menschen leiden unter sogenanntem Weißkittel-Bluthochdruck. Das heißt: Wenn ein Arzt den Blutdruck misst, sind die Werte deutlich höher als bei der Messung zu Hause. Studien belegen den »Weißkittel-Effekt« und ergaben, dass etwa zehn Prozent der Probanden darunter leiden. Die beteiligten Wissenschaftler führen das Phänomen darauf zurück, dass einige Menschen erhöhten Stress erleben, wenn ein Arzt die Manschette anlegt.

💡 **Tipp 1:** Sollte bei Ihrem letzten Arztbesuch ein erhöhter Blutdruck festgestellt worden sein, messen Sie zu Hause nach! Zuverlässige Blutdruckmessgeräte kosten um die 30 Euro. Auf der Internetseite der Deutschen Hochdruckliga e. V. finden Sie eine Liste mit geprüften Geräten (https://www.hochdruckliga.de/messgeraete-mit-pruefsiegel.html).

💡 **TIPP 2: SO GEHEN SIE BEI DER MESSUNG VOR:**
Sinnvoll ist es, eine kleine Messreihe anzulegen. Die meisten Blutdruckmessgeräte speichern die Werte ohnehin, so haben Sie den Vergleich. Dazu messen Sie Ihren Blutdruck ein paar Tage hintereinander zur etwa gleichen Uhrzeit. So geht's:

1. Setzen Sie sich auf einen Stuhl, lehnen Sie sich an die Rückenlehne und entspannen Sie sich. Die Füße sollten nebeneinanderstehen, also nicht übereinandergeschlagen werden.

2. Bevor Sie mit der Messung beginnen, sollten Sie in dieser Haltung etwa fünf Minuten zur Ruhe kommen.
3. Den zu messenden Arm auf den Tisch legen und die Manschette nach Angabe des Herstellers anlegen. Beim Messen nicht bewegen, reden oder anderweitig ablenken lassen. Die Blutdruckmanschette soll sich auf Herzhöhe befinden.
4. Wiederholen Sie die Messung nach einer Pause von zwei Minuten. Diesen zweiten Wert, der meist niedriger ausfällt, nehmen Sie in Ihre Messreihe auf.
5. Der über mehrere Tage gemessene Durchschnittswert sollte maximal 135/85 mmHg erreichen.

Der nächtliche Blutdruck ist entscheidend

Während unserer nächtlichen Regenerationsphase sinkt der Blutdruck ab. Erst am Morgen, wenn wir aufwachen und aktiv werden, steigt er wieder an. Studien zeigen, dass der nächtliche Blutdruck das kardiovaskuläre Risiko, also das Risiko für eine Herz-Kreislauf-Erkrankung, zuverlässiger voraussagt als der Tagesblutdruck. Der nächtliche Blutdruck sollte etwa 10 bis 20 mmHg unter dem Tageswerten liegen. Ausgehend von den bekannten Grenzwerten 135/85 mmHg entspricht das etwa 115 bis 125 systolisch zu 65 bis 75 mmHg diastolisch. Die nächtlichen Werte können mithilfe einer 24-Stunden-Blutdruckmessung erfasst werden. Das Problem: Viele Menschen erschrecken sich, wenn nachts plötzlich die Pumpe anspringt, weil das Gerät eine Messung durchführt – der Blutdruck steigt sprunghaft an.

ⓘ **SO SEHEN DIE GRENZWERTE DER DEUTSCHEN HOCHDRUCKLIGA AUS:**

- 24-Stunden-Mittelwert: 130/80 mmHg
- Tagesmittelwert: 135/85 mmHg
- Nachtmittelwert: 120/70 mmHg

> 💡 **Tipp 3:** Durch eine Messung morgens noch vor dem Aufstehen kann man seine nächtliche Blutdrucksenkung in etwa erfassen. So geht's: Legen Sie das Blutdruckmessgerät in Greifnähe auf den Nachttisch. Wenn Sie am Morgen aufwachen, streifen Sie sich die Manschette über und drücken den Startknopf. Der Wert wird etwas über dem Blutdruck im Schlaf liegen, jedoch niedriger als am Tag.

Ein Selbsterfahrungsbericht

Blutdrucksenkende Medikamente werden oft vorschnell verschrieben

Ein chronisch erhöhter Blutdruck ist oftmals Resultat einer ungesunden Lebensführung. Dazu gehören die üblichen Belastungsfaktoren wie Stress im Beruf, zu wenig Bewegung und eine unausgewogene Ernährung, die häufig zu Übergewicht führt. Die Folgen solcher oftmals langjähriger Fehlentwicklungen allein mit Medikamenten zu behandeln hieße die Symptome zu bekämpfen, statt deren Ursachen anzugehen. Leider nehmen sich Ärzte aber oft nicht die Zeit für eine ganzheitliche Behandlung unter Einbeziehung aller Lebensumstände ihrer Patienten. Ich habe das vor ein paar Jahren selbst einmal erlebt, als ein Allgemeinmediziner mir aufgrund meines Weißkittel-Bluthochdrucks Betablocker verschreiben wollte. Ich erklärte dem Arzt, dass mein Blutdruck, zu Hause gemessen, regelmäßig im Idealbereich von 120/80 mmHg liegt. Der Mann gab mir dennoch ein sogenanntes 24-Stunden-Blutdruckmessgerät mit und bat mich, es einen Tag lang zu tragen. Das Gerät wird am Gürtel befestigt und ist mit einer Blutdruckmanschette verbunden, die am Arm getragen wird. Eine Software sorgt dafür, dass alle 15 Minuten eine Messung stattfindet. Da die Manschette zur Messung Druck benötigt, springt dann unvermittelt eine elektrische Pumpe an. Bei mir führte das in den ersten Stunden des »Testtages« dazu, dass ich jedes Mal aus meiner Arbeit an einem Artikel hochschreckte, wenn das Ding loslegte – ein entsprechend hoher Blutdruck war die Folge. Am Nachmittag hatte ich mich dann an das regelmäßige Pumpen gewöhnt, und die nächtliche Blutdrucksenkung war sogar richtig gut. Insgesamt kam ich auf einen Schnitt von 138/84 mmHg. Für meinen Arzt Grund genug, den Rezeptblock zu zücken und Betablocker zu verordnen. Eine Analyse typischer lebensstilbedingter Risikofaktoren fand nicht statt. Ich fragte: Halten Sie mich denn für einen Risikopatienten? Was Sie als Leser nicht wissen können: Ich bin 1,89 Meter groß und wiege 80 Kilogramm, treibe regelmäßig Sport und leiste mir seit Eintritt in die Selbstständigkeit vor 15 Jahren ein gesundes Verhältnis zwischen Arbeit und Freizeit, neudeutsch als Work-Life-Balance bekannt. Der Mann zuckte nur mit den Schultern und vermeldete lapidar: »Ihre Entscheidung.« Es war das letzte Mal, dass ich in diese Praxis ging. Hätte ich in die vorgeschlagene Behandlung eingewilligt, wäre ich damit zum chronisch Kranken geworden, dessen engmaschige Überwachung dem behandelnden Arzt einen zuverlässigen Dauergast beschert hätte.

Deutsche sind Weltmeister im Pillenschlucken

In Deutschland werden mehr blutdrucksenkende Medikamente eingenommen als in jedem anderen Land (575 Tagesdosen je 1000 Einwohner). Ein Konsum, der 80 (!) Prozent über dem Durchschnittsverbrauch in den 35 Mitgliedsstaaten der OECD (Organisation für wirtschaftliche Zusammenarbeit und Entwicklung) liegt und dreimal so hoch ist wie in Österreich. Würde es in Deutschland tatsächlich eine so viel größere Zahl von Hypertonikern geben, müsste sich das signifikant in der Statistik von Herzinfarkten, Gehirnschlägen und anderen Herz-Kreislauf-Erkrankungen auswirken – tut es aber nicht! Naheliegende

Schlussfolgerung: Hierzulande werden viel zu viele blutdrucksenkende Medikamente genommen. Woran liegt das? An der erfolgreichen Arbeit der deutschen Pharmalobby und an dem Verschreibungsverhalten ihrer Klientel – unserer Ärzte.

> 💡 **Tipp 4:** Sollten Sie regelmäßig einen erhöhten Blutdruck bei sich feststellen, suchen Sie einen Arzt auf und besprechen Sie mögliche Veränderungen Ihres Lebensstils, bevor Sie anfangen, Medikamente zu schlucken und zum chronisch Kranken zu werden. Allein die regelmäßige Ausübung einer Ausdauersportsportart kann bewirken, dass sich Ihr Blutdruck normalisiert. Studien zeigen, dass bereits drei- bis fünfmal 30 Minuten Joggen, Radfahren, Nordic Walking oder Schwimmen pro Woche zu einer Senkung Ihres Blutdrucks um etwa 5 bis 10 mmHg führen können. Sollten Sie ein paar Kilo zu viel mit sich herumschleppen: Eine Gewichtsabnahme von 10 Kilogramm bringt eine Blutdrucksenkung um weitere 6 bis 10 mmHg.

Krank durch sinkende Grenzwerte
Wie die Pharmaindustrie sich neue Kunden beschafft

Ob bei Blutdruck, Blutfetten, Blutzucker oder Gewicht: Die Grenzwerte zum Kranksein werden in regelmäßigen Abständen gesenkt. Die Folge: Millionen von Menschen werden einfach per Definition von Gesunden zu Risikoträgern gemacht, zu neuen Patienten, die regelmäßig Medikamente schlucken sollen. Medizinkritiker bemängeln den Einfluss der Pharmaindustrie auf die ärztlichen Fachgesellschaften, die solche Normwert-Senkungen empfehlen. Nicht selten stehen fragwürdige, weil von der Pharmaindustrie finanzierte Studien hinter den Entscheidungen der Ärzte, die gleichzeitig als bezahlte Berater der Arzneimittelkonzerne tätig sind. So ist der Nutzen für die Patienten fragwürdig, während die Pharmaindustrie satte Gewinne einstreicht. Und viele niedergelassene Ärzte behandeln zunehmend Laborwerte statt Menschen.

Beispiel Blutdruck: Bis vor etwa 30 Jahren lag der Grenzwert für behandlungsbedürftigen Bluthochdruck bei 160/100 mmHg. Viele Ärzte befanden den oberen, also systolischen Wert für akzeptabel, wenn die Formel »100 plus Lebensalter« eingehalten wurde. Ein 70-Jähriger galt damit bei einem oberen Wert von 170 mmHg als gesund. Heute undenkbar: Der Betreffende würde als Hypertoniker, also Hochdruck-Patient, eingestuft und müsste blutdrucksenkende Medikamente nehmen. 1983 legte die Weltgesundheitsorganisation (WHO) neue Grenzwerte fest. Ab sofort galten 140/90 mmHg als Grenze zum Bluthochdruck. Laut Gesundheitsrichtlinien in den USA gelten allerdings Personen mit einem systolischen Blutdruck von 120 mmHg bereits als »Prä-Hypertoniker«. So wurden weitere 45 Millionen Amerikaner mit einem Schlag zu potenziell Herzkranken im Frühstadium.

Beispiel Cholesterin: Für erhöhte Blutfettwerte galt früher ein Grenzwert von über 260 mg/dl Gesamtcholesterin. Heute wird bei gesunden Menschen ohne Herz- oder Gefäßerkrankungen ein Normwert von 190 bis 200 mg/dl angesetzt. Auf diese Weise werden 70 Prozent der deutschen Bevölkerung im Alter zwischen 40 und 60 Jahren zu Risikopatienten. Beispiel USA: Hier wurden durch die Absenkung der Cholesterin-Grenzwerte von 240 mg/dl auf 200 mg/dl etwa 42 Millionen Amerikaner behandlungsbedürftig.

Fazit: Ob Cholesterin Arteriosklerose verursacht und damit als Risikofaktor für die Entstehung von Herz-Kreislauf-Erkrankungen gilt, ist nach wie vor umstritten. Trotzdem werden im großen Stil blutfettsenkende Statine verordnet: Etwa 4 Millionen Deutsche schlucken die Medikamente regelmäßig. Eindeutig belegt ist der Nutzen dieser Therapie jedoch nur für Patienten, die bereits an einer Herz- oder Gefäßerkrankung leiden.

Genetik: Wie gesund sind meine Eltern?

Eine breit angelegte, internationale Studie zur Identifikation von genetischen Risikofaktoren für Herz-Kreislauf-Erkrankungen hat 13 neue Risiko-Gene entdeckt. Jedes einzelne dieser Erbmerkmale erhöht die Gefahr, eine Herz-Kreislauf-Erkrankung zu entwickeln, um bis zu 17 Prozent. Damit sind gegenwärtig 23 Gen-Orte bekannt, die ein erhöhtes Risiko bergen. Leider ist die Genotypisierung, also die Analyse solcher individuellen Erbmerkmale, ein sehr aufwendiges und teures Verfahren, das als Diagnoseinstrument für den Einzelnen in Deutschland bisher nicht zur Verfügung steht (in den USA gibt es ein paar kommerzielle Anbieter, doch die Aussagekraft der Testergebnisse wird von Kritikern als »Googeln in den Genen« bezeichnet). Dennoch: Die Anwendung von Ergebnissen der Genom-Analyse zur Gesundheitsvorsorge wird eine der zukünftigen Entwicklungslinien in der medizinischen Forschung sein. Dann wird es zum Beispiel möglich sein, für identifizierte Risikoträger genotyp-basierte Ernährungsempfehlungen zu geben. Derzeit können wir unser erblich bedingtes Krankheitsrisiko nur durch die Betrachtung der Krankengeschichte unserer nahen Familienangehörigen ermitteln. Das Risiko, einen Herzinfarkt zu erleiden, verdoppelt sich zum Beispiel, wenn bereits der Vater oder die Mutter daran erkrankt waren. Das Auftreten von Diabetes bei nahen Familienangehörigen erhöht das Risiko sogar um den Faktor vier.

Tipp 5: Die Gene spielen zweifellos eine entscheidende Rolle für unsere Gesundheit. Wie groß dieser Einfluss ist, müssen zukünftige Forschungsergebnisse zeigen. Relativ sicher wissen wir, an welchen Krankheiten unsere Vorfahren gelitten haben. Und wir sollten uns klarmachen, wie wertvoll diese Informationen für uns sind. Wenn Sie es nicht bereits wissen, fragen Sie nach! Relevant sind die Erkrankungen der Eltern, Großeltern und Geschwister. Ermitteln Sie so Ihr erbliches Risiko für bestimmte Erkrankungen und reagieren Sie durch entsprechende Vorsorgemaßnahmen – zum Beispiel aus diesem Buch.

Mein Vater und seine vier Brüder litten zum Beispiel alle an Lungenkrankheiten. Das Spektrum reichte von chronischer Bronchitis über Lungenemphyseme bis zu einem Fall von Lungenkrebs. Ich selbst wurde als Zehnjähriger für sechs Wochen in die Alpen verschickt (so nannte man solche Kuraufenthalte damals), weil ich immer wieder an Bronchitis litt. Wer unter solchen Vorzeichen heranwächst, sollte weder rauchen noch Übergewicht entwickeln, sondern regelmäßig Ausdauersport treiben und sich gesund ernähren – es hat eine Weile gedauert, aber heute gelingt mir das ganz gut.

Schutzmaßnahmen für Ihr Herz-Kreislauf-System
Mehr gesunde Fette

In einer kürzlich überarbeiteten Version ihrer evidenzbasierten Leitlinie zur Fettzufuhr von 2015 empfiehlt die Deutsche Gesellschaft für Ernährung (DGE) einen reduzierten Verzehr von Speisefetten. Der Ersatz von gesättigten Fettsäuren durch mehrfach ungesättigte Fettsäuren, eine hohe Zufuhr von langkettigen Omega-3-Fettsäuren und die Vermeidung von Transfettsäuren seien geeignet, so die Empfehlung der Ernährungsexperten, das Risiko der koronaren Herzkrankheit zu senken. Die Gründe: Omega-3-Fettsäuren wirken sich günstig auf die Blutfettwerte, die Fließeigenschaften des Blutes, den Blutdruck und den Herzrhythmus aus. Ferner schützen sie vor Entzündungsreaktionen und stärken das Immunsystem. Transfettsäuren finden sich vor allem in Tiefkühlprodukten wie Pommes frites, Pizza und Blätterteig sowie in Süßwaren, zu erkennen an der Bezeichnung »gehärtetes Fett«. Der Verzehr dieser Nahrungsmittel sollte die Ausnahme bleiben. Gesättigte Fettsäuren nehmen wir über Nahrungsmittel tierischen Ursprungs wie Fleisch, Wurst, Käse und Butter zu uns. Mit ihnen sind wir ausreichend, oft sogar übermäßig versorgt. Mehrfach ungesättigte Fettsäuren gibt es in zwei Varianten. Zum einen als Omega-3-Fettsäuren (alpha-Linolensäure), die in Pflanzenölen wie Leinöl oder Rapsöl enthalten sind und in fettem Seefisch wie Hering, Lachs und Makrele vorkommen. Zum anderen als Omega-6-Fettsäuren, die vor allem in Sonnenblumen-, Traubenkern- oder Weizenkeimöl vorkommen. Entscheidend ist, dass Omega-3- und -6-Fettsäuren im richtigen Verhältnis aufgenommen werden. Und zwar sollten nicht mehr als vier- bis fünfmal so viele Omega-6- wie Omega-3-Fettsäuren über die Nahrung zugeführt werden. Meist ist der Anteil von Omega-6-Fettsäuren zu hoch.

(i) FAZIT:

- Transfettsäuren am besten ganz meiden.
- Gesättigte Fettsäuren in Maßen verzehren.
- Verzehr von Omega-6-Fettsäuren reduzieren.
- Verzehr von Omega-3-Fettsäuren erhöhen.

Zu einer »herzgesunden« Küche gehören daher: hochwertiges Oliven-, Lein- und Rapsöl, Butter und Milch von Tieren aus Weidehaltung, Nüsse, Avocados und fetthaltiger Seefisch.

Tipp 6: Zweimal pro Woche Seefisch, zum Beispiel Hering oder Lachs, zubereiten und täglich einen Teelöffel kalt gepresstes Leinöl verzehren. Aber: Studien belegen, dass Omega-3-Fischölkapseln keine Schutzwirkung haben! Der südkoreanische Forscher Sang Mi Kwak und sein Team vom Center for Cancer Prevention and Detection analysierten 14 Studien, in denen den Teilnehmern Omega-3-Kapseln verabreicht wurden. Das Ergebnis: Die Nahrungsergänzungsmittel halfen nicht.

Ausreichend trinken

Wasser ist lebenswichtig! Das Lebenselixier ist die Basis aller Stoffwechselvorgänge. Das Problem: Wenn wir Durst verspüren, ist es meist höchste Zeit, denn die Durstreaktion kommt mit einer leichten Verzögerung, und Wasser ist nun mal Hauptbestandteil unseres Blutes. Bei einem Flüssigkeitsdefizit wird das Blut dicker und kann nicht mehr so gut fließen. Der gesamte Organismus wird schlechter versorgt, Gehirnleistung und Konzentrationsfähigkeit nehmen ab. Ältere Menschen sind besonders gefährdet, denn das Durstempfinden nimmt im höheren Alter ab.

💡 **Tipp 7:** Füllen Sie sich Ihre Tagesration von mindestens 1,5 Litern morgens in zwei Flaschen ab. So behalten Sie die Übersicht und können kontrollieren, ob Sie Ihr Pensum schaffen. Erste Wahl: stilles Mineralwasser. Auch gut: ungesüßte Früchte- und Kräutertees mit Scheiben von Bio-Zitronen, -Limetten oder -Orangen.

Mehr Obst und Gemüse

Die Deutsche Gesellschaft für Ernährung (DGE) empfiehlt, fünf Portionen Gemüse und Obst am Tag zu verzehren – möglichst frisch oder nur kurz gegart –, um die Versorgung mit Vitaminen, Mineralstoffen, Ballaststoffen und sekundären Pflanzenstoffen sicherzustellen. Konkret sind damit gemeint: Pro Person und Tag 250 Gramm Obst und 400 Gramm Gemüse. Nicht einmal die Hälfte aller Deutschen erreicht diese Verzehrempfehlung. Der vegetarische Anteil unserer Ernährung ist in der Regel zu gering und damit meist auch die Versorgung mit sogenannten Antioxidantien. In Bezug auf unser Herz-Kreislauf-System kommt gerade diesen Antioxidantien eine besondere Bedeutung zu, weil sie vor Arteriosklerose schützen. Sie sind chemische Verbindungen, die eine Oxidation anderer Substanzen verlangsamen oder verhindern. Als sogenannte Radikalefänger sind sie in der Lage, die Oxidation von Fettverbindungen zu verhindern, die an der Bildung arteriosklerotischer Ablagerungen beteiligt sind. Solche Eigenschaften werden vor allem den Vitaminen E, C und Beta-Carotin zugeschrieben. Die Mineralstoffe Selen und

Zink unterstützen zudem bestimmte körpereigene Schutzmechanismen gegen schädliche Oxidation. Darüber hinaus gibt es eine Reihe von sekundären Pflanzenstoffen wie die Flavonoide und Phenole, die teilweise sogar stärker antioxidativ wirken als Vitamine.

> (💡) **Tipp 8: Zwei Beispiele für eine Tagesration.** 1. Morgens eine halbe Ananas (250 g), vormittags 5 Radieschen (50 g), mittags Spargel als Beilage zum Lunch (200 g), nachmittags ein paar Weintrauben (100 g) und zum Abendbrot eine kleine Tomate (50 g). Macht zusammen 650 Gramm Gesundheit pur. 2. Morgens ein Glas frisch gepressten Orangensaft (100 g), zwischendurch eine Möhre (150 g), mittags Zuckerschoten als Beilage (100 g), nachmittags einen Apfel (150 g) und abends Gurkensalat (150 g) – schon ist das Tagespensum geschafft!

Bewegung, aber richtig!

Auf das richtige Maß kommt es an! Denn: Ehrgeiz schadet ebenso wie Untätigkeit. Im Ernst: Wenn Sie zu großer Ehrgeiz packt, sollten Sie besser gleich auf dem Sofa sitzen bleiben. Studien zeigen nämlich, dass nur moderate Bewegung vor Herz-Kreislauf-Erkrankungen schützt. Moderat bedeutet zum Beispiel, pro Woche eineinhalb bis zweieinhalb Stunden langsam zu laufen, idealerweise auf drei Einheiten verteilt. Im Klartext: Dreimal pro Woche eine halbe Stunde durch einen Park zu traben reicht völlig aus! Das Risiko zu sterben war in dieser Studie um satte 71 Prozent reduziert! Eine weitere Studie deckt sich mit meiner persönlichen Erfahrung: Männer neigen zu übermäßigem Ehrgeiz, wenn es um sportliche Leistung geht. Haben wir das Laufen erst einmal für uns entdeckt, wird das Pensum schnell erhöht, und die Ziele werden hochgesteckt: Schon wird der nächste Stadt-Marathon anvisiert. Die Folge: Wir übertragen den Leistungsdruck der Arbeitswelt auf unsere Freizeitaktivität, rennen, was das Zeug hält, und glauben nur etwas geleistet zu haben, wenn wir am Ende kaputt ins Gras fallen. Eine Studie der Deutschen

Sporthochschule Köln kam zu dem Ergebnis, dass 60 Prozent aller männlichen Teilnehmer deutlich zu schnell rannten. Das macht nicht nur den Trainingseffekt kaputt, sondern auch die erwünschte Herzschutzwirkung zunichte. Bei den Frauen sah die Situation etwas besser aus: Knapp 60 Prozent liefen in der gesunden Komfortzone, die anderen 40 Prozent lagen drüber.

💡 **Tipp 9:** Halten Sie sich an die bewährte Faustregel: Laufe in einem Tempo, das es dir erlaubt, während der Runde noch ein Gespräch zu führen.

Zahnfleisch fit halten fürs Herz

Studien belegen, dass mangelhafte Zahnhygiene das Risiko für Herz-Kreislauf-Erkrankungen erhöht. Schwedische Forscher beobachteten 8000 Teilnehmer über einen Zeitraum von mehr als 13 Jahren. Eintausend von ihnen erlitten in dieser Zeit einen Herzinfarkt, eine Herzschwäche oder einen Schlaganfall. Das Erstaunliche: Die Probanden mit dem schlechtesten Zahnfleisch hatten ein um über 70 Prozent erhöhtes Risiko im Vergleich zu der Gruppe mit dem gesündesten Zahnfleisch. Die Erklärung: Durch chronische Entzündungen, ob im Mund oder anderen Bereichen des Körpers, werden Botenstoffe ausgeschüttet, welche die Gefäße angreifen. Deshalb haben zum Beispiel auch Rheumapatienten ein erhöhtes Risiko für schwere Herz-Kreislauf-Erkrankungen. Eine zweite Theorie stellt schädliche Mundbakterien unter Verdacht. Sie vermehren sich auf dem kranken Zahnfleisch, dringen durch kleine Wunden in das Gefäßsystem ein und sorgen für eine chronische Entzündung der Herzkranzgefäße, des Herzmuskels oder der Herzklappen.

💡 **Tipp 10:** Was auch immer die zutreffende Erklärung sein mag: Zweimal täglich Zähneputzen und eine regelmäßige Kontrolle durch den Zahnarzt stellen einen erwiesenen Schutz vor Herz-Kreislauf-Erkrankungen dar.

Tipp 11: Wirksame Herzschutz-Lebensmittel:

Beeren: Rote und blaue Beeren, zum Beispiel Himbeeren, Brombeeren, Heidelbeeren, schwarze Johannisbeeren und blaue Weintrauben sind reich an Anthozyanen. Diese wasserlöslichen Pflanzenfarbstoffe schützen das Gefäßsystem und wirken entzündungshemmend. Eine Handvoll täglich genügt.

Ingwertee: Enthält einen dem Aspirin verwandten Wirkstoff, der das Blut flüssig hält. Etwa 10 Gramm Ingwer schälen, in feine Scheiben schneiden und mit kochendem Wasser übergießen. Mit etwas Honig süßen.

Knoblauch: Ein bis zwei Zehen Knoblauch pro Tag verbessern die Fließeigenschaften des Blutes.

Nüsse: Paranüsse, Walnüsse und Mandeln enthalten natürliches Lezithin und sind reich an ungesättigten Fettsäuren sowie an Magnesium, dem Herzschutz-Mineralstoff. Etwa 20 Gramm pro Tag reichen aus.

Olivenöl: Ist reich an einfach ungesättigten Fettsäuren, die den Cholesterinspiegel effektiv senken. Außerdem enthält es das Phenol Oleuropein mit seiner stark antioxidativen Wirkung. Optimale Dosis: ein Esslöffel täglich, zum Beispiel im Salatdressing.

ALARMZEICHEN HERZINFARKT

Etwa 50.000 Menschen sterben pro Jahr in Deutschland an den Folgen eines Herzinfarkts. Je früher die Behandlung einsetzt, desto größer die Überlebenschancen. Bei folgenden Zeichen sollten Sie ohne Zögern einen Notarzt rufen:

— **Plötzliche starke Schmerzen im Herzbereich oder Brustkorb.** Oft strahlen die Schmerzen in die Arme, den Oberbauch, zwischen die Schulterblätter in den Rücken oder in den Hals und Kiefer aus.

— **Bedrohliches Engegefühl.** Heftiger Druck oder starkes Einschnürungsgefühl im Herzbereich.

— **Heftiges Brennen.** Möglicherweise handelt es sich bei den Schmerzen auch um ein starkes Brennen in Brust, Oberbauch oder Rücken.

- **Übelkeit, Erbrechen, Atemnot und Schmerzen im Oberbauch.** Diese sogenannten unspezifischen Anzeichen werden häufiger von Frauen berichtet, die einen Herzinfarkt erleiden. Insbesondere wenn diese unspezifischen Beschwerden in zuvor noch nie erlebtem Ausmaß auftreten, sind sie möglicherweise Symptome eines Herzinfarkts.
- **Angstschweiß mit kalter, blasser Haut.** Häufig wird ein Herzinfarkt von starken Angstgefühlen begleitet, die mit blasser Gesichtsfarbe und kaltem Schweiß einhergehen.

Quelle: Deutsche Herzstiftung e. V.

Plötzlicher Herztod

In Deutschland sterben pro Jahr etwa 100.000 Menschen am sogenannten Plötzlichen Herztod. Männer sind häufiger betroffen als Frauen, und das Risiko nimmt im Alter deutlich zu. Ursache ist häufig eine chronische, oft nicht erkannte Herzkrankheit. Auch ein unbehandelter (leichter) Herzinfarkt kann zum Plötzlichen Herztod führen. Etwa 85 Prozent aller plötzlichen Herztode geht ein sogenanntes Kammerflimmern voraus. Ein Defibrillator kann diese lebensgefährliche Fehlfunktion durch einen gezielten Elektroschock am Herzmuskel unterbrechen. Entscheidend ist der schnelle Einsatz, da das Kammerflimmern zu einer Unterversorgung des Gehirns mit Sauerstoff führt. Pro Minute sinkt die Überlebenschance des Betroffenen um 10 Prozent. Aus diesem Grund findet man im öffentlichen Raum immer häufiger automatische externe Defibrillatoren (AED), die zu Recht auch als Laien-Defibrillator bezeichnet werden, weil jeder diese Geräte bedienen kann.

ⓘ DEFIBRILLATOREN: SELBSTERKLÄRENDE LEBENSRETTER

Keine Angst, diese Geräte wurden für Ersthelfer ohne medizinische Vorkenntnisse entwickelt. Sobald Sie das Gerät geöffnet haben, werden Sie von einer klar und deutlich sprechenden Stimme angeleitet, den Oberkörper der bewusstlosen

Person freizumachen und die zwei Klebeelektroden an der richtigen Position anzubringen. Anschließend verbinden Sie das entsprechende Kabel mit dem Basisgerät. Die in dem Gerät befindliche Software analysiert nun den Zustand des Betroffenen und löst den Stromschlag nur dann aus bzw. fordert Sie dazu auf, wenn tatsächlich Herzkammerflimmern vorliegt. Der Einsatz eines automatisierten externen Defibrillators durch Laien im Rahmen der Ersten Hilfe ist rechtlich unbedenklich. Wichtig: Mit der Defibrillation ist die Sache nicht getan. Bis der Rettungswagen eintrifft, muss eine Herz-Lungen-Wiederbelebung erfolgen. Viele AED-Modelle unterstützen den Ersthelfer dabei durch eine entsprechende Anleitung. Einige Geräte bewerten dabei sogar die Qualität der Herzdruckmassage durch Sprachansagen wie »fester drücken«, »langsamer drücken« oder »vollständig entlasten«.

Tipp 12: Jeder Erwachsene sollte sich mit dem Gebrauch eines automatisierten externen Defibrillators (AED) vertraut machen. Auf Video-Portalen wie YouTube finden Sie unter diesem Stichwort eine Reihe informativer Kurzfilme.

Mein Risiko, an einer Herz-Kreislauf-Erkrankung zu sterben

Aus der Summe Ihrer persönlichen Risikofaktoren ergibt sich Ihr individuelles Gefährdungsprofil. Bitte ankreuzen, was zutrifft:

○ Sind Sie seit mehr als zehn Jahren Raucher?

○ Sind Sie beruflich einer erhöhten Stressbelastung ausgesetzt?

○ Treiben Sie wenig oder keinen Sport (weniger als eine Stunde pro Woche)?

○ Essen Sie täglich weniger als drei Portionen Obst und Gemüse?

○ Leiden Sie an Übergewicht (BMI* ab 30)?

○ Leidet oder litt Ihre Mutter an einer Herz-Kreislauf-Erkrankung?

○ Leidet oder litt Ihr Vater an einer Herz-Kreislauf-Erkrankung?

Auswertung: 0 bis 1 Punkt zutreffend = geringes Risiko; 2 bis 4 Punkte zutreffend = mittleres Risiko; 5 bis 7 Punkte zutreffend = erhöhtes Risiko

Body-Mass-Index = Gewicht in Kilogramm geteilt durch Körpergröße in Metern zum Quadrat. Diverse BMI-Rechner finden Sie im Internet.

WIE MAN NICHT DURCH ÜBERGEWICHT STIRBT

Risiko-Check

TODESRISIKO:	Todesursache Nr. 2
ERKRANKUNGSRISIKO:	Jeder zweite Deutsche leidet unter Übergewicht
ZAHL DER BETROFFENEN:	40 Millionen
ANTEIL ÜBERGEWICHTIGER:	60 Prozent übergewichtig, 24 Prozent fettleibig
ÜBERGEWICHTIGE MÄNNER:	67 Prozent übergewichtig, 23 Prozent fettleibig
ÜBERGEWICHTIGE FRAUEN:	53 Prozent übergewichtig, 24 Prozent fettleibig
SCHUTZWIRKUNG VORSORGE:	Sehr gut

(Quelle: Robert Koch-Institut)

Fakten-Check

BALANCE ZWISCHEN ZUFUHR UND VERBRAUCH

Fettleibigkeit (Adipositas) ist keine unmittelbare Todesursache. Doch die gesundheitlichen Belastungen für unseren Organismus sind gravierend. So wird Übergewicht in absehbarer Zeit das Rauchen als Hauptursache vorzeitiger Todesfälle ablösen. Der Körper kann viele schädliche Einflüsse für einen gewissen Zeitraum ausgleichen. Aber als Folge von chronischem Übergewicht kommt es mit größerer Wahrscheinlichkeit zu Herz-Kreislauf-Erkrankungen, Diabetes und Krebs. Die Lebenserwartung chronisch adipöser Menschen liegt im Schnitt acht bis zehn Jahre unter der von Normalgewichtigen. Und die Zahl Übergewichtiger steigt weltweit stetig. In Deutschland ist bereits jeder Zweite betroffen. Wie kommt es zu Übergewicht? Ganz einfach, der Schlüssel liegt in der Energiebilanz: Übersteigt die Energiezufuhr dauerhaft den Energieverbrauch eines Menschen, wird das Plus in Form von Fettdepots gespeichert. Die Folge: Das Gewicht steigt mit der Zeit kontinuierlich an.

Bin ich übergewichtig oder sogar fettleibig?

Laut Weltgesundheitsorganisation (WHO) gelten Menschen mit einen Body-Mass-Index ab 25 als übergewichtig. Fettleibigkeit bzw. Adipositas beginnt bei einem Body-Mass-Index von 30. Dieser aus Gewicht und Körpergröße ermittelte Faktor allein gibt jedoch noch keinen ausreichenden Aufschluss darüber, ob ein gesundheitsbelastendes Übergewicht vorliegt. Es kommt vielmehr auf den Fettanteil und die Fettverteilung an. Ein Beispiel: Stellen Sie sich einen athletisch gebauten, relativ kleinen Mann vor, Typ »Ringer«, 170 cm groß und 90 kg schwer. Der Mann hat kräftige Oberschenkel, einen ausgeprägten Brustkorb, breite Schultern und muskulöse Arme. Unter der Brustmuskulatur erkennen wir sich deutlich abzeichnende Bauchmuskelstränge, das sogenannte Sixpack. Sein BMI liegt bei 31,1 und damit gilt er als fettleibig, obwohl kaum ein Gramm Fett an seinem Körper zu finden ist. Ganz anders verhält es sich, wenn ein Mann von gleicher Größe und gleichem Gewicht kaum erkennbare Muskelmasse hat, sich in der Körpermitte jedoch ein gewaltiger Bauch abzeichnet, der mit sogenanntem viszeralem Bauchfett gefüllt ist. Dieses in der Körpermitte angesiedelte Fett gilt als besonders gesundheitsgefährdend.

Der Bauchumfang verrät uns die Wahrheit

Entscheidend für die Beurteilung von Fettleibigkeit ist also der Fettanteil am Körpergewicht. Eine relativ einfache und zuverlässige Methode zur Ermittlung der Fettverteilung ist die Messung des Bauchumfangs. Er wird zwei Fingerbreit oberhalb der Oberkante des Beckens gemessen (etwa auf Höhe des Bauchnabels) und gibt Aufschluss darüber, wie ausgeprägt das viszerale Fettgewebe ist. Damit sind die Fettdepots gemeint, die sich im Bauchraum an den inneren Organen bilden. Dieses innere Bauchfett gilt als besonders ungünstig, weil es über hormonelle Prozesse den Fett- und Kohlenhydratstoffwechsel (Zuckerstoffwechsel) beeinflusst. Bei Frauen besteht bei einem Bauchumfang ab 80 cm, bei Männern ab 94 cm ein erhöhtes Risiko für schwere Herz-Kreislauf-Erkrankungen wie Herzinfarkt und Schlaganfall sowie für Diabetes Typ 2. Als »stark erhöht« gilt dieses Risiko für Frauen ab einem Bauchumfang von 88 cm und für Männer ab 102 cm. Bei dieser vorzugsweise auf die Körpermitte konzentrierten, besonders ungesunden Fettverteilung spricht man auch vom »Apfeltyp«, der bei Männern besonders häufig zu beobachten ist. Als risikoärmer gilt die für eine weibliche Figur typische hüft-, po- und oberschenkelbetonte Fettverteilung, der sogenannte »Birnentyp«. Fazit: Wenn der Hosenbund kneift, einfach mal nachmessen. Unter Umständen hat sich das Fett an besonders ungünstiger Stelle angesiedelt.

Bildung schützt vor Übergewicht

Studien zeigen, dass Menschen mit geringer Bildung oder geringem Berufsstatus, Arbeitslose und Personen mit Einkommen unterhalb der Armutsgrenze häufiger übergewichtig sind als Männer und Frauen mit einem hohen sozioökonomischen Status. So ist das Risiko für Adipositas bei Frauen mit niedrigem Sozialstatus mehr als viermal so hoch gegenüber Frauen mit hohem Sozialstatus. Für Männer ist das Risiko mehr als doppelt so hoch. Selbst Frauen und Männer mit mittlerem Sozialstatus haben gegenüber der Vergleichsgruppe mit hohem Sozialstatus ein etwa doppelt so großes Risiko. Ähnliche Fakten gelten für Jungen und Mädchen aus sozial benachteiligten Familien. Sie leiden ebenfalls deutlich häufiger an Übergewicht und Adipositas als Kinder und Jugendliche aus Familien mit hohem Sozialstatus.

Macht Geld schlank?

Woran liegt es, dass Übergewicht und Adipositas bei Personen mit niedrigem Einkommen deutlich häufiger vorkommen? Experten sehen eine mögliche Ursache darin, dass hochkalorische, fettreiche Lebensmittel vergleichsweise billig sind und das Haushaltsbudget weniger belasten als etwa Obst und Gemüse. Hinzu kommt, dass höhere Einkommen in der Regel mit einem höheren Bildungsstand einhergehen. Und der Bildungsgrad hat Einfluss darauf, ob und wie gut wir über Fragen der Gesundheit informiert sind. Die Folge: Das Gesundheitsbewusstsein und damit verbundene Verhaltensweisen sind in höheren Bildungsschichten besser ausgeprägt. Hinzu kommt, dass in diesen gesellschaftlichen Gruppierungen genug Geld vorhanden ist, um sich ein Haus mit großem Garten, die Mitgliedschaft in Sportvereinen und Fitnessstudios sowie Aktivurlaube mit der ganzen Familie zu leisten. Bedauerlich, aber wahr: Ein gesunder Lebensstil hat offenbar auch etwas mit dem Einkommen zu tun.

ⓘ DAS METABOLISCHE SYNDROM: DIE VIER SÄULEN EINER DRAMATISCH VERKÜRZTEN LEBENSERWARTUNG

Dieses auch als tödliches Quartett bezeichnete Zusammenkommen elementarer Risikofaktoren stellt an sich keine Erkrankung dar. Die vier Faktoren sind Übergewicht, Bluthochdruck, erhöhte Blutfettwerte und eine durch Fehlernährung bedingte Insulinresistenz, die zu Diabetes Typ 2 führen kann. Das Metabolische Syndrom erhöht die Wahrscheinlichkeit einer lebensbedrohlichen Herz-Kreislauf-Erkrankung wie Herzinfarkt und Schlaganfall. Die Entwicklung dahin dauert oft Jahre, ist jedoch schnell erklärt: Chronische Fehlernährung und ein Mangel an körperlicher Bewegung führen zu Übergewicht, schlechten Blutfettwerten und erhöhtem Blutdruck. Starkes Übergewicht (Fettleibigkeit/Adipositas) führt schließlich zu einer Insulinresistenz. Die Lage ist ernst! Neu ist die Vermutung, dass das Metabolische Syndrom einen wesentlichen Risikofaktor für Krebs darstellt. Die Zusammenhänge zwischen Fettleibigkeit und dem Risiko, an Krebs zu erkranken, wurden für verschiedene Krebsformen bereits durch Studien belegt. Diese sind Brustkrebs, Bauchspeicheldrüsenkrebs, Darm-, Leber-, Nieren- und Speiseröhrenkrebs. Weitere Tumorarten wie Gallenblasen- und Schilddrüsenkrebs scheinen ebenfalls in Zusammenhang mit Übergewicht zu stehen.

Fetthormone befeuern die Zellteilung

Die Frage ist: Welche Mechanismen bewirken, dass Fettleibige häufiger an Krebs erkranken? Experten des Deutschen Krebsforschungszentrums (DKFZ) haben entzündliche Prozesse im Fettgewebe des Bauchraums im Verdacht. Speichert der Körper zu viel Fett, vergrößern sich die Fettzellen des tief liegenden Bauchgewebes und setzen entzündungsfördernde Substanzen frei. Die Folge: Ein chronischer Entzündungszustand mit schwerwiegenden Konsequenzen. Der so ausgelöste inflammatorische Stress, also eine schleichende Entzündungsreaktion, kann das Tumorwachstum fördern. Hinzu kommt ein weiterer Risikofaktor des Metabolischen Syndroms: Die durch das Übergewicht hervorgerufene Insulinresistenz hat einen erhöhten Insulinspiegel zur Folge. Das Hormon Insulin reguliert jedoch nicht nur den Blutzuckerspiegel, es fördert auch die Zellteilung, was zu einem schnelleren Tumorwachstum führen kann. Vermutet werden weitere hormonelle Fehlsteuerungen, die mit dem Metabolischen Syndrom einhergehen und die ebenfalls zum Wachstum von Krebszellen führen können. Im Verdacht stehen die Fettgewebshormone Leptin und Adiponektin. Sie beeinflussen nicht nur den Fett- und Zuckerstoffwechsel, sondern beschleunigen ebenfalls das Zellwachstum.

Zucker: Ein süßes Problem

Industriezucker greift die Zähne an, macht erst dick, dann krank. Versteckt in vielen Produkten, gelangt mehr davon in unser Essen, als uns guttut. Womit haben wir es zu tun? Chemisch betrachtet gehören alle Zuckerarten zu den Kohlenhydraten, den wichtigsten physiologischen Energieträgern in der Natur. Sie sind unser Treibstoff, und wir »tanken« ihn, indem wir Nahrung aufnehmen. Günstig sind komplexe Kohlenhydrate, wie sie in Vollkornprodukten, Hülsenfrüchten und Gemüse vorliegen, denn deren hoher Anteil an Vielfachzuckern sorgt für einen stabilen Blutzuckerspiegel und eine gleichmäßige Energieversorgung. Als reines Süßmittel wurde Zucker erst Ende des 19. Jahrhunderts durch die Entstehung der Rübenzuckerindustrie für jedermann zugänglich und erschwinglich. Heute enthalten bereits 50 bis 60 Prozent aller industriell hergestellten Nahrungsmittel Industriezucker. Häufig gut versteckt in Produkten, die wir gar nicht mit Zucker in Verbindung bringen. Zum Beispiel in Ketchup (32 Prozent), Krautsalat (15 Prozent) oder Chilisauce (43 Prozent). Zwei Esslöffel Asiasauce – zur Frühlingsrolle genossen – enthalten vier (!) Stück Würfelzucker. So kommen für jeden von uns durchschnittlich etwa 100 Gramm pro Tag zusammen – das Vierfache der empfohlenen Menge. Denn die neueste von der Weltgesundheitsorganisation WHO verabschiedete Empfehlung lautet: Konsumiere nicht mehr als 25 Gramm Zucker pro Tag – und achte auf versteckten Zucker!

Besonders schädlich: Fruktose

Fruchtzucker (Fruktose) ruft keine Insulinreaktion, also keine Veränderung des Blutzuckerspiegels hervor, weil er erst in tieferen Darmabschnitten aufgespalten wird. Die Folge: Jahrzehntelang wurde Fruktose Diabetikerprodukten zugesetzt. Bis sich herausstellte, dass Fruktose für Zuckerkranke völlig ungeeignet ist. Zu viel davon hat nämlich einen erhöhten Harnsäurespiegel zur Folge, was auf Dauer zu einer Insulinresistenz führen kann, dem Hauptsymptom eines Typ-2-Diabetes. Besonders schädlich: der aus Mais oder Weizenstärke mithilfe gentechnisch veränderter Enzyme erzeugte High-Fructose Corn Syrup (HFCS), den die Lebensmittelindustrie in großem Stil verarbeitet und sowohl Getränken als auch vielen Fertigprodukten zusetzt. Zahlreiche Studien belegen, dass bereits 40 bis 50 Gramm pro Tag zum Metabolischen Syndrom führen können. Der Grund: Fruktose wird schneller in Körperfett umgewandelt als Glukose. Hinzu kommt, dass Fruktose ein schwächeres Sättigungsgefühl bewirkt, weil keine Insulin-Ausschüttung erfolgt und Insulin zu den Sättigungshormonen gehört.

Vorsicht bei Softdrinks!

Wir Deutschen sind Europameister im Verbrauch von gesüßter Brause, Säften, Sport- und Heißgetränken. Allein durch diese zuckerhaltigen Flüssigkeiten erreichen wir im Schnitt die Höchstmenge von 25 Gramm pro Tag, das ergaben aktuelle Forschungen der City University of London. Hinzu kommt, dass getrunkene Kalorien praktisch kein Sättigungsgefühl hinterlassen.

> 💡 **Tipp 1: Cola & Co. sind keine guten Durstlöscher.** Besser: Mineralwasser mit ein paar Scheiben Bio-Limette, -Zitrone oder -Orange.

> 💡 **Tipp 2: Nährwertkennzeichnung nutzen.** Nach der Lebensmittel-Informationsverordnung müssen sämtliche verpackten Produkte bis spätestens 14.12.2016 eine Liste mit den sogenannten »Big Seven« aufweisen. Darunter befindet sich neben Fett und Eiweiß auch der absolute Zuckergehalt. Ebenso sind die in der Zutatenliste nicht ohne Weiteres als Zucker erkennbaren Mono- und Disaccharide in diesem Wert enthalten.

Gene machen dick

Studien mit eineiigen Zwillingen belegen, dass die genetische Disposition entscheidenden Einfluss auf unser Gewicht hat. Auch wenn solche »gengleichen« Geschwister getrennt voneinander und in unterschiedlichen sozialen Verhältnissen aufwachsen, entwickeln sie nämlich die gleiche Tendenz zu Übergewicht oder eben nicht. Bis zu 70 Prozent schreiben Ernährungsmediziner diesem »angeborenen« Effekt zu. Denn Gene beeinflussen nicht nur den Fettstoffwechsel, sie sind auch an der Steuerung unseres Essverhaltens und unseres Sättigungsgefühls beteiligt. Die einzige Chance: Wer genetisch auf Übergewicht programmiert ist, muss ganz besonders auf seine Ernährung achten und viel Bewegung in seinen Alltag einbauen.

Darmbakterien unter Verdacht

Jüngste Forschungsergebnisse rücken unsere Darmflora ins Zentrum der Adipositasforschung. Aktuelle Studien liefern Hinweise, dass ihre Zusammensetzung mit über Schlank- oder Dicksein entscheidet. Die Darmflora beeinflusst demnach nicht nur den Blutzucker- und Cholesterinspiegel, sondern auch, wie viel Energie wir aus der Nahrung ziehen – und damit beeinflusst sie auch unser Gewicht! Bis zu 200 Kalorien pro Tag kann dieser Unterschied betragen und uns so zu guten oder schlechten Futterverwertern, zu Über- oder Normalgewichtigen machen. Die Frage ist: Welche Faktoren beeinflussen unsere Darmflora und wie sieht eine bakterienfreundliche Ernährung aus? Offenbar kommt es auf die Vielfalt der Bakterienarten an. Studien weisen darauf hin, dass eine Reduzierung der Mikroorganismen mit einer Tendenz zu Übergewicht einhergeht. Etwa 25 Prozent der Bewohner von Industrienationen sind von einer so geschwächten Darmflora betroffen. Die Gründe: der häufige Einsatz von Antibiotika sowie eine fett- und zuckerreiche, aber ballaststoffarme Ernährung. Die gute Nachricht: Eine geschädigte Darmflora kann wieder aufgepäppelt werden. Mit reichlich Ballaststoffen und fermentierten Lebensmitteln wie Sauerkraut, Kefir, Joghurt oder Kimchi. Außerdem gefragt: Fisch und hochwertige Pflanzenöle (siehe Seite 42 in diesem Kapitel).

Stress kann dick machen

Unser Organismus reagiert auf Gefahrensituationen mit einem uralten Reflex. Er stellt Energie für Flucht oder Kampf zur Verfügung. Negativer Stress im Alltag bewirkt das Gleiche, bloß dass wir die Energie nicht verbrauchen, wenn wir uns am Telefon ärgern, der PC mal wieder abstürzt oder wenn eine Vollbremsung nötig wird, weil uns jemand die Vorfahrt nimmt. Das Problem: Cortisol, das ausgeschüttete Stresshormon, steigert den Appetit auf energiereiche Nahrung und hemmt gleichzeitig die Wirkung des Sättigungshormons Leptin. Die Folge: Wir greifen zum Schokoriegel oder zur Chipstüte. Fatalerweise sorgt diese Kombination aus Cortisol und dem nun vermehrt ausgeschütteten Insulin auch noch dafür, dass besonders viel Fett im Bauchgewebe eingelagert wird. Den besten Schutz bietet Bewegung. Denn durch körperliche Aktivität wird der Stress schnell abgebaut und die freigesetzte Energie sofort wieder verbraucht. Noch besser ist es, den Ursachen der Stressbelastung auf den Grund zu gehen und geeignete Maßnahmen zum Ausgleich zu ergreifen.

Ausreichend Schlaf schützt vor Übergewicht

Studien zeigen, dass Schlafmangel zu Übergewicht führen kann. Eine verkürzte Nachtruhe lässt den Spiegel des Appetithormons Ghrelin ansteigen und vermindert gleichzeitig die Konzentration der »Sattmacher« Leptin und Insulin. Außerdem läuft nachts die Fettverbrennung auf Hochtouren, wenig Schlaf hemmt folglich diesen Prozess. Etwa 400 Kilokalorien mehr als sonst nahmen Studienteilnehmer nach einer verkürzten Nachtruhe zu sich. Fatal: Der Energieverbrauch blieb etwa gleich hoch wie nach einer Nacht mit ausreichend Schlaf, entsprechend negativ fiel die Kalorienbilanz aus. Ergebnis: Das Risiko für Übergewicht steigt bei einer Schlafdauer unter vier Stunden um mehr als 70 Prozent, bei unter sechs Stunden um 23 Prozent. Da chronische Schlafstörungen zu weiteren gesundheitlichen Problemen führen, sollten Betroffene sich dringend untersuchen lassen.

Wie finde ich die richtige Diät?

Um es gleich auf den Punkt zu bringen: Nur eine dauerhafte Umstellung des Ernährungsverhaltens kann zu einer nachhaltigen Gewichtsreduzierung führen. Wer etwas anderes verspricht, handelt unseriös. Wie der Weg zu einem gesunden Gewicht aussieht, hängt von der individuellen Situation ab. Für den einen würde es ausreichen, auf die zusätzlichen Kalorien zu verzichten, die er abends auf dem Sofa sitzend zu sich nimmt. Die tägliche Portion Chips und Schokolade zu streichen bringt nämlich mehr, als man denkt – da kommen schnell ein paar Hundert Kalorien pro Tag zusammen. Für den anderen fehlt es vielleicht bloß an der Bewegung, denn wer regelmäßig Sport treibt, verbrennt zusätzlich Kalorien und verbessert so seine Energiebilanz. Leider gibt es kein Patentrezept, das bei allen Übergewichtigen funktioniert. Das Geheimnis des Abnehmerfolgs liegt in einer auf die persönliche Situation abgestimmten Strategie – die Diät muss typgerecht sein.

> 💡 **Tipp 3:** Abnehmwillige sollten sich nicht auf aktuelle Trend-Diäten einlassen, sondern alltagstaugliche Lösungen bevorzugen, die zum eigenen Lebensstil passen. Wer zum Beispiel gern Fleisch isst, muss sich nicht mit einer vegetarischen Diätvariante herumschlagen, sondern sollte auf fettarmes Geflügel umschwenken und fette Wurstwaren meiden. Nudelfans hingegen sollten sich nicht mit einer Low-Carb-Diät quälen, sondern lieber frische Gemüsesaucen zu den Spaghetti ausprobieren. Denn bei den Pastagerichten sind es meist die Saucen, die kalorisch zu Buche schlagen. Was am Ende zählt, ist allein die Kalorienbilanz. Wer mehr Energie verbraucht, als er über die Nahrung aufnimmt, verliert an Gewicht. Zu diesem Ziel führen zwei Wege. Sie können Ihren Energieverbrauch durch mehr Bewegung erhöhen und Ihre Energieaufnahme durch weniger Nahrung reduzieren. Das Schöne daran: Durch eine Extraportion Sport lässt sich so manche Kaloriensünde vollständig neutralisieren.

Die Basis einer gesunden Ernährung

Sämtliche Lebensmittel sind aus den drei Grundnährstoffen Eiweiß, Fett und Kohlenhydrate zusammengesetzt. Viele Diäten basieren auf einer Vermeidungsstrategie wie etwa dem Verbot von Kohlenhydraten bei sogenannten Low-Carb-Diäten oder dem Tabu für Nahrungsfette bei den Low-Fat-Diäten. Aus ernährungswissenschaftlicher Sicht macht es jedoch keinen Sinn, einen dieser Grundbausteine zu verteufeln – wir benötigen alle drei, damit unser Organismus funktioniert. Es kommt vielmehr auf die Qualität der einzelnen Nahrungsbestandteile an.

Fett: Vorfahrt für Pflanzenöle

Unser Körper ist auf bestimmte Fettquellen angewiesen. Sie sind unentbehrlich für den Organismus. Herz und Gehirn zum Beispiel benötigen eine ausreichende Menge der mehrfach ungesättigten Fettsäuren für den Blutfluss in den Gefäßen und eine gut funktionierende Informationsübertragung zwischen den Synapsen. Vor allem Meeresfisch aus kalten Gewässern ist reich an essenziellen Omega-3-Fettsäuren. So enthalten Lachs, Makrele, Thunfisch und Hering reichlich Docosahexaen- und Eicosapentaensäure (beides Omega-3-Fette), die wichtig für Nerven und Blutgefäße sind. Da wir normalerweise deutlich mehr Omega-6-Fette (zum Beispiel Linolsäure) verzehren als Omega-3-Fette, sollten wir Öle wählen, die den höchsten Gehalt an Omega-3-Fettsäuren haben. Dazu gehören Lein-, Raps-, Hanf- und Walnussöl. Als Standardöl eignet sich Olivenöl wegen seines hohen Gehalts an einfach ungesättigten Fettsäuren besonders gut.

> **Tipp 4:** Je schonender das Öl gewonnen wurde, desto wertvoller sind die Inhaltsstoffe. Die Begriffe »kalt gepresst« und »unraffiniert« deuten auf eine gute Qualität hin. Leider schlägt sich das auch im Preis nieder: Ein hochwertiges Öl ist in der Regel nicht für unter 10 Euro pro Liter zu haben.

💡 **Tipp 5:** Butter, Schmalz und Sahne bitte sparsam einsetzen. Versteckte Fette zum Beispiel in Wurstwaren, Blätterteig, Keksen und Schokoriegeln meiden. Das gilt besonders für die bereits in dem Kapitel über Herz-Kreislauf-Erkrankungen beschriebenen gehärteten Fette (Transfettsäuren), die sich vor allem in Tiefkühlprodukten wie Pommes frites, Pizza und Blätterteig befinden (siehe Seite 23).

Kohlenhydrate: Über Insulinreaktion und Glyx

Kohlenhydrate gelten als Sattmacher. Doch das gilt längst nicht für alle. Wie nachhaltig die Sättigung ist, hängt von ihrem glykämischen Index (kurz Glyx) ab. Der bestimmt, wie schnell sie zu Glukose verdaut und in die Blutbahn aufgenommen werden. Je höher der Glyx, desto schneller und höher steigt der Blutzuckerspiegel und desto schneller fällt er danach wieder. Fatale Folge: Sie haben schon wieder Hunger! Länger satt machen Lebensmittel mit einem niedrigen Glyx-Wert.

💡 **Tipp 6:** Stark verarbeitete Lebensmittel mit einem hohen Anteil an einfachen Kohlenhydraten wie Zucker oder Weißmehl meiden! Sie haben den höchsten glykämischen Index und lösen eine starke Insulinreaktion aus. Der Nährstoff, der den größten Anstieg des Blutzuckerspiegels bewirkt, ist Glukose (Traubenzucker). Deshalb hat Glukose einen Glyx von 100. Alle anderen Lebensmittel haben einen niedrigeren glykämischen Index. Je niedriger der Glyx eines Lebensmittels ist, desto länger sättigt es. Unter dem Stichwort »Glyx-Tabellen« finden Sie im Internet Listen mit Nahrungsmitteln mit günstigem Glyx.

💡 **Tipp 7:** Gut sättigende Lebensmittel machen häufige Zwischendurch-Mahlzeiten überflüssig und sparen so eine Menge Kalorien!

Eiweiß: Energie aus Proteinen

Studien belegen: Eiweiß sorgt für eine längere Sättigung und einen besseren Fettabbau. Die europaweite Diogenes-Diätstudie zeigt, dass Proteine langsamer verdaut werden. Die Magenverweildauer von 250 g bis 500 g Fleisch liegt bei vier bis acht Stunden. Während dieser Zeit sendet der Vagusnerv Sättigungssignale ans Gehirn, sodass man keine Hungergefühle hat. Zudem wird Eiweiß im Gegensatz zu Kohlenhydraten und Fetten nicht auf direktem Weg in den Fettdepots gespeichert. Der Grund: Der Körper braucht die Aminosäuren, also Bestandteile der Proteine, als Bausubstanz für Körperzellen, Muskelgewebe, Haut, Haare, Enzyme oder Hormone. Überschüssiges Eiweiß kann nicht gespeichert werden und sorgt für Thermogenese (Wärmebildung). Die stoffwechselbedingten Aktivitäten zum Ab- und Umbau von 100 Kalorien aus Eiweiß verbrauchen bis zu 24 Kalorien und erhöhen damit unmittelbar den nahrungsbedingten Energieverbrauch. Fazit: Wer abnehmen möchte, sollte darauf achten, ausreichend Eiweiß zu verzehren.

Tipp 8: Ideal sind fettarme Sorten von Geflügelfleisch, Hühnereier, magere Milchprodukte, Fisch und Soja. Bezogen auf die Tagesenergie lautet die Idealformel: 30 Prozent aus Fetten, 45 Prozent aus Kohlenhydraten und 25 Prozent aus Eiweiß.

Wer lange sitzt, ist schneller tot

Zahlreiche Studien belegen, dass langes Sitzen mit einer erhöhten Sterbewahrscheinlichkeit einhergeht. Experten vermuten, dass eine sitzende Tätigkeit über komplexe Stoffwechselvorgänge die Entstehung von erhöhtem Blutdruck und Diabetes Typ 2 fördert. Laut einer anderen Theorie ist das eigentliche Problem nicht das Sitzen, sondern der Mangel an Bewegung. Studien scheinen dies zu belegen. Fakt ist: Immer mehr Berufe werden im Sitzen ausgeübt. Hinzu kommen eine hohe Arbeitsbelastung und der damit verbundene Stress. Wer Stress hat, schüttet Adrenalin aus – eine archaische Reaktion, die unseren Organismus in Alarmbereitschaft versetzt, damit wir flüchten oder kämpfen können. Doch statt uns zu bewegen und die bereitgestellte Energie zu verbrauchen, sitzen wir nahezu bewegungslos vor unseren Bildschirmen.

💡 **Tipp 9:** Bei Stress oder Ärger in Bewegung kommen. Bauen Sie das ausgeschüttete Adrenalin direkt wieder ab. Gehen Sie an die frische Luft, laufen Sie ein paar Meter, atmen Sie tief durch. Fünf Minuten reichen bereits.

💡 **Tipp 10:** Wer aufgrund einer Bürotätigkeit viel sitzen muss, kann und sollte diesen Nachteil durch regelmäßige sportliche Betätigung ausgleichen.

⊘ Mein Risiko, an Übergewicht zu sterben

Aus der Summe Ihrer persönlichen Risikofaktoren ergibt sich Ihr individuelles Gefährdungsprofil. Bitte ankreuzen, was zutrifft:

○ Haben Sie in den letzten Jahren mehr als 2 Kilogramm pro Jahr zugenommen?

○ Treiben Sie wenig oder keinen Sport (weniger als eine Stunde pro Woche)?

○ Essen Sie regelmäßig Gerichte wie Bratwurst, Pommes frites, Schnitzel, Pizza, Leberkäse, Buletten oder Hamburger?

○ Liegt Ihr Body-Mass-Index über 30?

○ Ist Ihr Blutdruck bei jeder Messung höher als 139/89 mmHg?

○ Leidet oder litt Ihre Mutter an Übergewicht?

○ Leidet oder litt Ihr Vater an Übergewicht?

Auswertung: 0 bis 1 Punkt zutreffend = geringes Risiko; 2 bis 4 Punkte zutreffend = mittleres Risiko; 5 bis 7 Punkte zutreffend = erhöhtes Risiko

*Body-Mass-Index = Gewicht in Kilogramm geteilt durch Körpergröße in Metern zum Quadrat. Diverse BMI-Rechner finden Sie im Internet.

WIE MAN NICHT AN EINEM SCHLAGANFALL STIRBT

Risiko-Check

TODESRISIKO:	Todesursache Nr. 3
NEUERKRANKUNGEN:	270.000 pro Jahr
NEUERKRANKUNGEN MÄNNER:	45 Prozent
NEUERKRANKUNGEN FRAUEN:	55 Prozent
TODESFÄLLE:	100.000 pro Jahr
ÜBERLEBENSCHANCE:	37 Prozent
BLEIBENDE BEHINDERUNGEN:	50 Prozent
SCHUTZWIRKUNG VORSORGE:	Gut

(Quelle: Stiftung Deutsche Schlaganfall-Hilfe)

Fakten-Check

SCHNELLE HILFE RETTET LEBEN

Als Schlaganfall wird eine plötzlich auftretende Störung der Blutversorgung des Gehirns bezeichnet. Abhängig davon, in welchem Teil des Gehirns der Gefäßverschluss stattfindet, können unterschiedliche Funktionen des zentralen Nervensystems betroffen sein. Typische Folgen sind Lähmungserscheinungen, Schwindel, Seh- und Sprachstörungen. Da eine Unterversorgung des Gehirns schnell zu bleibenden Schäden führt, kommt es beim Hirnschlag auf die rasche medizinische Versorgung an. Studien belegen, dass die Behandlung in spezialisierten Krankenhausstationen, sogenannten Stroke-Units, zu besonders guten Ergebnissen führt. Stroke-Units steigern die Überlebenschancen und verringern das Risiko bleibender Behinderungen. Als Standardtherapie kommt die sogenannte Thrombolyse zum Einsatz, wodurch der Verschluss mithilfe eines blutverdünnenden Medikaments aufgelöst wird. Je schneller dies geschieht, desto größer die Überlebenschancen und desto geringer die Spätfolgen.

Therapie mit Nebenwirkungen

Bei der Akutbehandlung eines Schlaganfalls geht es darum, das Blutgerinnsel im Gehirn möglichst schnell aufzulösen, um die Sauerstoffversorgung des Nervengewebes wieder zu ermöglichen. Dazu wird dem Patienten ein blutverdünnendes Medikament verabreicht. Das Problem: Stark blutverdünnende Medikamente können insbesondere bei älteren Patienten (und das sind die Betroffenen meist) zu Blutungen führen. Daher muss zunächst ausgeschlossen werden, dass die Symptome auf eine Hirnblutung zurückzuführen sind. Eine sichere Diagnose ist wichtige Voraussetzung, bevor Blutverdünner eingesetzt werden. Doch selbst wenn nachweislich »nur« ein Gefäßverschluss vorliegt, kann unter der Thrombolyse eine Hirnblutung auftreten. Diese schwere Nebenwirkung tritt etwa in 1 bis 5 Prozent der Fälle auf, mit oftmals tödlichen Folgen.

Es bleibt nur ein kleines Zeitfenster

Die Thrombolyse, so sagen die medizinischen Leitlinien, ist bis zu einer Dauer von 4,5 Stunden nach dem Schlaganfall die erste Wahl. Nach diesem Zeitraum sinkt der Nutzen deutlich, während die Risiken überwiegen. Studien belegen: Je schneller die Behandlung erfolgt, desto kleiner ist das Risiko von Blutungen durch die Thrombolyse. Und je schwerer der Schlaganfall, desto größer wird dieses Risiko. Das macht deutlich, dass die Thrombolyse umso riskanter ist, je später sie eingesetzt wird. Der Zeitfaktor spielt bei Schlaganfällen also die entscheidende Rolle.

Schwere Entscheidung für Ärzte

Aufgrund der schweren Nebenwirkungen der Thrombolyse stellt sich für Mediziner die Frage: Kann man durch eine geringere Dosis Todesfälle vermeiden? Die aktuelle ENCHANTED-

Studie (Enhanced Control of Hypertension and Thrombolysis Stroke) mit 3000 Schlaganfall-Patienten kommt zu dem Ergebnis, dass die Rate von Hirnblutungen tatsächlich gesenkt werden kann. Durch eine geringere Dosis konnte die Anzahl von Blutungen innerhalb von 90 Tagen nach dem Schlaganfall um mehr als 50 Prozent gesenkt werden. Der Haken dabei: Der Anteil jener Patienten, die nach 90 Tagen noch Behinderungen aufwiesen, stieg gleichzeitig. Wenn die Dosis verringert wird, treten zwar weniger Blutungen auf, doch der Therapieeffekt nimmt ebenfalls ab. Hier die konkreten Zahlen: Pro tausend Patienten, die mit niedriger dosierter Thrombolyse behandelt werden, sterben 19 Menschen weniger. Aber 41 zusätzliche Patienten leiden anschließend an Behinderungen infolge der Erkrankung. Verständlich, dass solche Studienergebnisse zu keiner klaren Behandlungsrichtlinie führen können. Beide Varianten bergen Chancen und Risiken. Behandelnde Mediziner müssen in jedem Einzelfall neu entscheiden. Die Verfasser der Studie raten dazu, eine niedrigere Dosis einzusetzen, wenn ein erhöhtes Hirnblutungsrisiko besteht. Das lässt sich leider nur schwer vorhersagen.

Aspirin wirkt nur kurzzeitig

Die Gefahr einer Wiederholung (eines Rezidivs) ist bei Hirnschlägen relativ groß. Jeden fünften Schlaganfall bekommt jemand, der zuvor bereits betroffen war. Zum Schutz vor einem zweiten Schlaganfall werden daher blutverdünnende Medikamente wie ASS (Acetylsalicylsäure, Handelsname Aspirin) eingesetzt. Auf Dauer nimmt deren Wirkung jedoch ab. Das hat jetzt eine große Analyse gezeigt. Ein internationales Team von Neurologen hat zwölf Studien mit über 15.000 Patienten verglichen. Im Fokus: die Wirkung von Aspirin in der Sekundärprävention nach Schlaganfall. Sechs Wochen nach dem ersten Ereignis verringert Aspirin demnach das Risiko einer erneuten Erkrankung um 60 Prozent. Dann nimmt die Schutzwirkung deutlich ab und ist nach der zwölften Woche nicht mehr nachweisbar. Umso wichtiger, dass weitere Möglichkeiten der Vorsorge genutzt werden.

Hauptrisiko Bluthochdruck

Für den Schlaganfall gelten die gleichen Präventionsmaßnahmen, die im Kapitel für Herz-Kreislauf-Erkrankungen genannt wurden (siehe Seite 23 ff.). Alle dort aufgeführten Maßnahmen wie gesunde Ernährung und moderate sportliche Betätigung senken erwiesenermaßen auch das Risiko, einen Schlaganfall zu erleiden. Eine neue, weltweit angelegte Studie hat jüngst gezeigt, dass Bluthochdruck zu den wichtigsten Risikofaktoren zählt. Laut der INTERSTROKE-Studie auf Basis der Daten von 13.500 Schlaganfall-Patienten und ebenso vielen Kontrollprobanden macht allein der Bluthochdruck etwa 48 Prozent des Schlaganfall-Risikos aus. Das bedeutet: Bluthochdruck erhöht das Schlaganfall-Risiko um den Faktor drei! Starker Alkoholkonsum verdoppelt das Risiko. Zigarettenkonsum steigert das Risiko um 67 Prozent, Übergewicht mit bauchbetontem Fett erhöht es um 40 Prozent. Die beteiligten Experten gehen davon aus, dass zirka 90 Prozent aller Schlaganfälle vermeidbar wären.

Ein Selbsterfahrungsbericht

Schaffen Sie sich einen Hund an!

7 Uhr morgens, ein leichtes Knarren verrät, dass jemand das Schlafzimmer betreten hat. Tap tap tap tap – Pause. Ich öffne die Augen und blicke auf eine tiefschwarze feuchte Schnauze wenige Zentimeter vor meinem Gesicht. Dahinter die treuesten Hundeaugen der Welt. Sie blinzeln mir zu und sagen: »Los jetzt, aufstehen, raus in den Wald, Schnupperrunde, Gassigehen, Stöckchen werfen – das volle Morgenprogramm!« Sobald ich die

geringste Regung zeige, beginnt das Tier vom Kopf bis zur Schwanzspitze zu beben – also rappele ich mich auf und freue mich auf einen neuen Tag mit Hund. Sie merken schon: Ich bin begeisterter Hundebesitzer. Und ich bin überzeugt davon, dass Hunde einen positiven Einfluss auf unsere Gesundheit haben. Zahlreiche Studien belegen das. Ein Beispiel: Die amerikanische Soziologin Erika Friedmann vom Brooklyn College, New York, untersuchte die Lebensgewohnheiten von fast 400 Herzinfarkt-Patienten und stellte fest, dass bei Hundebesitzern die Überlebenschancen anschließend zwölfmal höher waren als bei den Menschen, die kein Haustier besaßen. Der Grund liegt auf der Hand: Bewegung verlängert das Leben! Das Problem ist eher die Motivation. Denn wer geht tatsächlich dreimal täglich vor die Tür, bei jedem Wetter, Tag für Tag, Jahr für Jahr? Das sind die Hundebesitzer in Begleitung ihrer vierbeinigen Animateure, denn für Herrchen gibt es keine Ausflüchte – der geliebte Struppi ist längst zur Dauermotivation geworden. Wöchentlich acht bis zehn Stunden »Hunde-Workout« kommen so zusammen. Das zeigt natürlich positive Wirkung auf Blutdruck, Kondition, Muskeln, Immunsystem und Blutfettwerte, wie eine australische Studie von Anderson, Reid und Jennings bereits 1992 nachwies. »Schaffen Sie sich einen Hund an!«, empfiehlt denn auch Prof. Dr. Hans-Georg Predel von der Deutschen Sporthochschule Köln im Rahmen der Kampagne »Rote Karte dem Schlaganfall« (Broschüren und einen Newsletter erhält man per Mail über: infomaterial@rote-karte-dem-schlaganfall.de oder allgemein auf den Internetseiten der Stiftung Deutsche Schlaganfall-Hilfe).

ⓘ PRÄVENTION: RISIKOFAKTOREN AUF EINEN BLICK

Die INTERSTROKE-Studie nennt die folgenden Risikofaktoren. Ein Teil davon lässt sich durch unser Verhalten beeinflussen und wird daher als Lebensstilfaktoren bezeichnet:

ÜBERGEWICHT	Lebensstilfaktor
MANGELNDE KÖRPERLICHE BETÄTIGUNG	Lebensstilfaktor
UNGESUNDE ERNÄHRUNG	Lebensstilfaktor
RAUCHEN	Lebensstilfaktor*
ÜBERMÄSSIGER ALKOHOLKONSUM	Lebensstilfaktor
BLUTHOCHDRUCK	behandelbar
ERHÖHTE BLUTFETTWERTE	behandelbar
DIABETES	behandelbar
BESTEHENDE HERZKRANKUNGEN	behandelbar

*Frauen in Gefahr: Rauchen erhöht bei Frauen das Schlaganfall-Risiko um das 3-Fache, bei Männern dagegen »nur« um das 1,7-Fache.

Nüsse schützen die Gefäße

Chinesische Wissenschaftler konnten kürzlich belegen, dass Nüsse vor Schlaganfall schützen. Die Epidemiologen haben in einer Metaanalyse den Zusammenhang zwischen dem Verzehr von Nüssen und dem Schlaganfall-Risiko untersucht. Dabei wurden die Daten von neun bereits abgeschlossenen Studien mit insgesamt fast einer halben Million Teilnehmern ausgewertet. Das Ergebnis: Vergleicht man die Schlaganfall-Häufigkeit der Teilnehmer mit dem niedrigsten und dem höchsten Nusskonsum, ergibt sich für die »Nussesser« ein um 10 Prozent niedrigeres Risiko.

Bei Frauen zeigte sich der Zusammenhang sogar noch deutlicher als bei Männern. Ein weiteres Ergebnis: Patienten mit hohem Nusskonsum erlitten weniger oft tödliche Schlaganfälle.

💡 **Tipp 1: Die optimale Knabbermischung.** Stellen Sie sich eine Nussmischung aus folgenden drei besonders wertvollen Vertretern her und verzehren Sie pro Tag zwei Esslöffel davon: Walnüsse, Macadamianüsse und Paranüsse. Gesunde Inhaltsstoffe: einfach und mehrfach ungesättigte Fettsäuren, Vitamin E, B-Vitamine sowie Selen.

Krank durch Überstunden

Menschen, die sehr viel arbeiten, erleiden häufiger Schlaganfälle. Zu diesem Ergebnis kommt eine weitere Metaanalyse. Thema: der Einfluss der Dauer wöchentlicher Arbeitszeit auf das Risiko von Schlaganfällen. In die Studie flossen die Daten von 600.000 Männern und Frauen ein. Die Ergebnisse:

Bei 41 bis 48 Stunden pro Woche steigt das Risiko um 10 Prozent.

Bei 49 bis 54 Stunden pro Woche steigt das Risiko um 27 Prozent.

Bei 55 und mehr Stunden pro Woche steigt das Risiko um 33 Prozent.

Naheliegende Gründe: Workaholics haben keine Zeit für Sport, Entspannung und gesunde Ernährung. Zusammen mit einem hohen Stresslevel führt das zu Bluthochdruck und Übergewicht. (*Lancet* 2015; online am 19. August 2015)

💡 **Tipp 2: Work-Life-Balance herstellen.** Ein gesundes Gleichgewicht zwischen Arbeit und Freizeit, neudeutsch »Work-Life-Balance« genannt, schützt nicht nur vor ernsthaften Herz-Kreislauf-Erkrankungen, auch die Lebensqualität steigt. Insbesondere Menschen, die unter einer dauerhaft hohen Arbeitsbelastung leiden, sollten nach Möglichkeiten der Entlastung suchen. Zum Beispiel, indem sie ihre Wochenarbeitszeit reduzieren. In Deutschland besteht sogar ein Recht darauf: das Recht auf Teilzeitarbeit. Erklärtes Ziel des Gesetzes: Arbeitnehmer sollen die Anforderungen von Beruf und Privatleben besser in Einklang bringen können. Das gilt übrigens ausdrücklich auch bei qualifizierten Tätigkeiten und in leitenden Positionen. Attraktive Variante: die Vier-Tage-Arbeitswoche. Das heißt, vier Tage arbeiten, drei Tage Wochenende. Die Folge: endlich genug Zeit für Einkäufe, Tagestouren, Arztbesuche oder ein ambitioniertes Hobby. Einziger Nachteil: zirka 20 Prozent Lohnverzicht.

ⓘ AUCH KINDER SIND BETROFFEN

»Ein Schlaganfall kann jeden treffen!«, so lautet das Motto der Stiftung Deutsche Schlaganfall-Hilfe. Doch warum ist das so, warum können auch junge Menschen einen Schlaganfall erleiden? In Deutschland gibt es weit mehr als 5000 Familien, die ein schlaganfallbetroffenes Kind haben. Pro Jahr kommen etwa 300 neue Fälle dazu.

Während bei Erwachsenen Zivilisationskrankheiten wie Arteriosklerose, Bluthochdruck oder Übergewicht die Hauptursachen darstellen, liegt der Fall bei Kindern anders. In der Regel müssen mehrere Faktoren wie genetisch bedingte Blutgerinnungsstörungen, Herzfehler oder eine krankhafte Verengung der Gefäße zusammenkommen. Häufig ist ein Herzfehler die Ursache. Normalerweise kann ein Blutgerinnsel, das irgendwo im Körper entsteht, nicht auf die linke Seite des Herzens gelangen, die das Blut ins Hirn pumpt. Tatsächlich hat jeder ungeborene und neugeborene Mensch zunächst eine kleine Öffnung im Herz. Der Grund: Im Mutterleib wird das Blut an der Lunge vorbeigeleitet, weil die Atmung ihre Arbeit noch nicht aufgenommen hat. Diese Öffnung verschließt sich bald nach der Geburt. Bei einigen wenigen Kindern passiert das nicht. Zweite mögliche Ursache: In anderen, seltenen Fällen leiden Kinder an einer angeborenen Neigung zur Gerinnselbildung. Bei ihnen kann es ebenfalls bereits in jungen Jahren zu einem Schlaganfall kommen. Auch angeborene oder durch Infektionen bedingte Engpässe in den hirnversorgenden Arterien können zu einem frühen Hirnschlag beitragen.

💡 **Tipp 3: Blutdruck senken durch Musik.** Eine Studie der Ruhr-Universität Bochum mit 120 gesunden Probanden kommt zu dem Ergebnis, dass Musik von Wolfgang Amadeus Mozart und Johann Strauß den Blutdruck und die Herzfrequenz senkt. Eine Hälfte der Versuchspersonen hörte in Ruheposition Musik, die andere entspannte in völliger Stille. Blutdruck und Herzfrequenz sanken in der Gruppe der »Musikhörer« deutlich stärker als bei den »Nichthörern«. Interessanterweise war dieser Effekt unter der Beschallung mit Musik der schwedischen Popgruppe Abba nicht nachweisbar. Mögliche Erklärung: Harmonische Melodien ohne große Lautstärke- und Rhythmusschwankungen wirken besonders entspannend auf unser Kreislaufsystem. Wenn Sie etwas für Ihren Blutdruck tun wollen, hören Sie also besser Klassik statt Pop! Nebenwirkungen? Ausgeschlossen!

Langschläfer in Gefahr?

Dass Schlafmangel ein Gesundheitsrisiko darstellt, ist bekannt. Jetzt zeigt eine britische Studie, dass auch Langschläfer ein erhöhtes Gesundheitsrisiko tragen.

Ergebnis: Wer im Schnitt täglich mehr als acht Stunden schläft, muss mit einem erhöhten Schlaganfall-Risiko rechnen. Die Forscher hatten 9700 Briten zu ihren Schlafgewohnheiten interviewt. Nach einem Beobachtungszeitraum von knapp zehn Jahren zeigte sich, dass die Gefahr, einen Schlaganfall zu erleiden, für Teilnehmer, die mehr als acht Stunden schlafen, um fast 50 Prozent höher lag als für jene, die ihre Schlafdauer mit zwischen sechs und acht Stunden angaben. Bemerkenswert: Das größte Risiko trugen laut dieser Studie Menschen, deren Schlafdauer sich im Untersuchungszeitraum stark verlängert hatte! Personen, die sich innerhalb von vier Jahren von weniger als sechs Stunden auf über acht Stunden pro Nacht steigerten, erlitten viermal so häufig einen Schlaganfall wie »Normalschläfer«. Die Frage ist: Bewirkt langer Nachtschlaf tatsächlich ein höheres Schlaganfall-Risiko oder ist das ausgeprägte Schlafbedürfnis bereits die Folge einer gesundheitlichen Beeinträchtigung und somit ein Alarmzeichen, auf das reagiert werden sollte?

> 💡 **Tipp 4: Immer müde? Lieber durchchecken lassen!** Menschen, deren Schlafbedürfnis sich innerhalb eines längeren Zeitraums kontinuierlich vergrößert, sollten sich einem medizinischen Gesundheitscheck unterziehen, um ernsthafte Erkrankungen auszuschließen.

> 💡 **Tipp 5: Woran erkenne ich einen Schlaganfall?** Der Faktor Zeit ist bei einem Schlaganfall von besonderer Bedeutung. Um schnell reagieren zu können, ist es deshalb wichtig, die Alarmzeichen richtig zu deuten. Folgende Symptome können Anzeichen für einen Schlaganfall oder eine Hirnblutung sein:
>
> **Sehstörungen:** plötzliche Einschränkung des Gesichtsfelds, Störungen des räumlichen Sehens, Doppelbilder.

Sprachstörungen: stockende, abgehackte Sprache, Verdrehen von Silben oder Verwenden von falschen Buchstaben, Kommunizieren im Telegrammstil, eine verwaschene oder lallende Sprache. Oder Verständnisstörungen, das heißt, der Betroffene begreift nicht, welche Bedeutung das Gesagte hat, und kann nicht adäquat reagieren.

Lähmung, Taubheitsgefühl: plötzlich eintretende Lähmungserscheinungen auf einer Körperseite, gestörtes Berührungsempfinden wie bei einem eingeschlafenen Fuß, ein herunterhängender Mundwinkel.

Gleichgewichts- und Koordinationsstörung: plötzlich auftretender Schwindel, verbunden mit Gangunsicherheit.

Sehr starker Kopfschmerz: vorher unbekannte, äußerst heftige Kopfschmerzen, zum Teil mit Übelkeit und Erbrechen.

Fazit: Treten eines oder mehrere der genannten Symptome auf, zählt jede Minute. Zögern Sie also nicht: Wählen Sie den Notruf 112 und melden der Rettungsleitstelle »Verdacht auf Schlaganfall«.

💡 **Tipp 6: Warnzeichen ernst nehmen.** Auch wenn die oben genannten Symptome nach wenigen Minuten oder Stunden wieder verschwinden, ist dennoch Vorsicht geboten. Vermutlich liegt eine sogenannte transitorische ischämische Attacke (TIA) vor. Diese vorübergehende Durchblutungsstörung im Gehirn gilt als Vorbote eines Schlaganfalls. Die Symptome sind sehr ähnlich, nur dass sie bald wieder verschwinden. Das Problem dabei: 15 bis 26 Prozent aller Schlaganfälle geht eine TIA als Warnung voraus. Eine transitorische ischämische Attacke bietet also die Chance, sich rechtzeitig in Behandlung zu begeben und einen »echten« Schlaganfall möglicherweise zu verhindern.

Frauen in Gefahr: Bei Frauen fallen die Symptome häufig untypisch aus. Sie verspüren zum Beispiel Brustschmerzen, leiden an Atemnot, Herzrhythmusstörungen oder Kopfschmerzen. Fatale Folge: Frauen kommen bei Schlaganfallverdacht häufig später in die Klinik als Männer.

✓ Mein Risiko, an einem Schlaganfall zu sterben:

Aus der Summe Ihrer persönlichen Risikofaktoren ergibt sich Ihr individuelles Gefährdungsprofil. Bitte ankreuzen, was zutrifft:

○ Sind Sie seit mehr als zehn Jahren Raucher?

○ Schlafen Sie im Durchschnitt mehr als neun Stunden pro Nacht?

○ Treiben Sie wenig oder keinen Sport (weniger als eine Stunde pro Woche)?

○ Essen Sie täglich weniger als drei Portionen Obst und Gemüse?

○ Leiden Sie an Übergewicht (BMI* ab 30)?

○ Leidet oder litt Ihre Mutter an einer Gefäßkrankheit?

○ Leidet oder litt Ihr Vater an einer Gefäßkrankheit?

Auswertung: 0 bis 1 Punkt zutreffend = geringes Risiko; 2 bis 4 Punkte zutreffend = mittleres Risiko; 5 bis 7 Punkte zutreffend = erhöhtes Risiko

*Body-Mass-Index = Gewicht in Kilogramm geteilt durch Körpergröße (in Metern zum Quadrat). Diverse BMI-Rechner finden Sie im Internet.

WIE MAN NICHT AN EINER INFEKTION STIRBT

Risiko-Check

TODESRISIKO:	Nr. 4, inoffizielle Todesursache Nr. 1
ERKRANKUNGSRISIKO:	Hoch
SEPSIS-NEUERKRANKUNGEN	150.000 pro Jahr
TODESFÄLLE DURCH SEPSIS	70.000 pro Jahr
ÜBERLEBENSCHANCE:	60 bis 70 Prozent
SCHUTZWIRKUNG VORSORGE:	Gut

(Quelle: Bundesministerium für Bildung und Forschung BMBF)

Fakten-Check

LEBENSGEFÄHRLICHE EINDRINGLINGE

Von einer Infektion sprechen wir, wenn wir an einer ansteckenden Krankheit leiden. Erregern wie Bakterien, Viren, Pilzen und Parasiten ist es gelungen, in unseren Organismus einzudringen und sich dort zu vermehren. Unser Immunsystem reagiert mit Abwehrmaßnahmen, wir verspüren die entsprechenden Symptome wie Schnupfen, Kopf- und Gliederschmerzen, wir haben Durchfall oder Fieber. Schutz vor Infektionen bieten drei Faktoren: ein starkes Immunsystem, geeignete Hygienemaßnahmen und wirksame Impfungen. Weltweit stellen Infektionskrankheiten die zweithäufigste Todesursache dar. Doch es gibt große Unterschiede. Während Infektionskrankheiten in den Industrienationen zurückgehen, stehen sie in den Entwicklungsländern unverändert an erster Stelle der Todesursachen.

Eine kurze Geschichte der Medizin

Die Geschichte der Medizin ist eng an die Todesgefahr durch Infektionskrankheiten gekoppelt. In der vorindustriellen Zeit stellten Pest, Cholera, Tuberkulose und Grippe eine massive Bedrohung dar. Hunderttausende starben daran. Die Gründe: Die Lebensbedingungen waren häufig von Nahrungsmangel und unzureichenden hygienischen Verhältnissen geprägt. Wirksame Therapien fehlten, die Medizin war machtlos. Infektionen hatten ein leichtes Spiel. Schätzungen zufolge waren sie in der vorindustriellen Zeit für 60 Prozent der Todesfälle verantwortlich. Entsprechend gering war die Lebenserwartung. Sie lag bei unter 40 Jahren. Erst im 19. Jahrhundert kam die Wende. Die industrielle Produktionsweise führte zu einer besseren Versorgung mit Nahrungsmitteln, Wasser- und Abwassersysteme sorgten für mehr Hygiene in den Städten, Wohnungen konnten im Winter beheizt werden. Fortschritte in der Medizin, wie die aufkommende Bakteriologie, führten zu neuen Erkenntnissen über Infektionen. Ärzte erlernten wirksame Hygienemaßnahmen wie die Desinfektion von Wunden, Händedesinfektion, Entkeimung von OP-Instrumenten. Die bessere Ernährung weiter Bevölkerungsteile führte dazu, dass Erkrankungen nicht mehr so oft tödlich verliefen. Anfang des 20. Jahrhunderts führte die Entdeckung des Penicillins zu einem Wendepunkt in der Geschichte der Medizin. Mit der Stoffgruppe der Antibiotika war endlich ein hochwirksames Medikament gegen bakterielle Infektionen gefunden worden.

Leider ist die Gefahr, durch eine Infektion ums Leben zu kommen, auch heute nicht gebannt. Im Gegenteil: Experten registrieren eine Zunahme gefährlicher Infektionserkrankungen. In regelmäßigen Abständen wird vor Pandemien, also weltweiten Epidemien mit gefährlichen Erregern wie Zika-Virus, vor Ebolafieber und Schweinegrippe gewarnt. Statistiken der Weltgesundheitsorganisation WHO belegen, dass an HIV (AIDS), Tuberkulose und Malaria zusammengenommen weltweit etwa fünf Millionen Menschen pro Jahr sterben.

ⓘ DAS IMMUNSYSTEM STÄRKEN

Wie anfällig wir für Infekte sind, hat viel mit unserem Lebensstil zu tun.

Deshalb hier sechs Tipps für ein gesundes Abwehrsystem:

- **Tipp 1: Auszeit nehmen.** Stress schwächt das Immunsystem. Planen Sie ganz bewusst Zeit für entspannte Aktivitäten ein und genießen Sie diese Freiräume.
- **Tipp 2: Regeneration.** Im Schlaf erholen wir uns nicht nur mental. Auch der Körper regeneriert, beseitigt Zellschäden und entgiftet. Damit er sich darauf »konzentrieren« kann, sollten wir am Abend nicht zu spät essen. Die letzte Mahlzeit sollte drei bis vier Stunden vor dem Zubettgehen beendet sein. Schlaflänge: Optimal sind sieben bis acht Stunden.
- **Tipp 3: Abhärten.** Unser Immunsystem will gefordert werden. In der kalten Jahreszeit sollten wir den Kältereiz nutzen. Trotz frischer Temperaturen öfter mal zu Fuß gehen oder das Fahrrad nehmen. Willkommene Pause: kurz vor die Tür und ein paar tiefe Atemzüge machen. Außerdem regelmäßig: Sauna und Wechselduschen.
- **Tipp 4: Viel Wasser trinken.** Ein Mangel an Flüssigkeit trocknet die Schleimhäute aus, Bakterien und Viren haben leichtes Spiel. 1,5 bis 2 Liter Wasser sind optimal.
- **Tipp 5: Gifte meiden.** Alkohol, Drogen und Nikotin schwächen das Immunsystem. Weglassen oder reduzieren hilft.
- **Tipp 6: Bewegung.** Moderates Training stärkt die Abwehrkräfte. Optimal sind drei bis fünf Einheiten à 30 Minuten pro Woche. Zum Beispiel Joggen, Walken, Radfahren oder Schwimmen.

Tod durch Sepsis

Die gefährlichste Infektionskrankheit in Deutschland wird umgangssprachlich als Blutvergiftung bezeichnet. Mediziner sprechen von einer Sepsis, das ist eine umfassende Entzündungsreaktion des Organismus, die durch eine Infektion mit Bakterien wie zum Beispiel Pneumokokken oder Meningokokken verursacht ist. Im Gegensatz zu einer lokal begrenzten Erkrankung wie einer Mittelohrentzündung oder Bronchitis befällt eine Sepsis den gesamten Organismus. Durch diese komplexe, systemische Wirkung kommt es häufig zu einer lebensbedrohlichen Störung der Vitalfunktionen und zum sogenannten Multiorganversagen. Trotz intensiver medizinischer Bemühungen sterben deutlich mehr als 30 Prozent der Erkrankten.

Sepsis: Verschwiegene Todesursache Nr. 1

In Deutschland erkranken nach Berechnungen des Kompetenznetzes Sepsis jedes Jahr etwa 154.000 Menschen an einer Blutvergiftung. Davon sterben ca. 56.000 an den Folgen der Erkrankung – das bedeutet 154 Menschen pro Tag! Zur Einordnung: An den Folgen von Leukämie sterben täglich 21 Menschen, an Darmkrebs 71 Menschen. Experten gehen jedoch davon aus, dass die Zahl der Sepsis-Toten stark unterschätzt wird. Durch die Anwendung der genaueren »Angusmethode«, so Prof. H. Gerlach, Präsident der Deutschen Sepsis-Gesellschaft, würden über 50 Prozent mehr Fälle erfasst. Bei korrekter Darstellung der Blutvergiftung als Folge von akuten Infektionskrankheiten würde die Sepsis die Todesursachenstatistik sogar anführen. Nach offiziellen Berechnungen steht die Sepsis jedoch nur an dritter Stelle der Todesursachen in Deutschland.

Folgende Maßnahmen zur Reduzierung der Sepsisfälle wurden von den Experten beim Welt-Sepsis-Tag 2014 empfohlen:

– Vermeidung von Infektionen durch stringente Umsetzung von Hygienemaßnahmen in allen Bereichen des Gesundheitswesens.
  Impfungen von Risikogruppen wie Kindern, älteren Menschen und Menschen ohne Milz gegen bestimmte Sepsiserreger wie Pneumokokken, entsprechend den Empfehlungen der Ständigen Impfkommission (STIKO).
– Früherkennung und konsequentere Umsetzung evidenzbasierter Diagnose- und Behandlungsrichtlinien in der täglichen Praxis.
– Rationale Steuerung des Einsatzes von Antibiotika.

Durch eine konsequente Umsetzung dieser Maßnahmen könnte es gelingen, so die Experten, die Zahl der Menschen, die pro Jahr in Deutschland an einer Sepsis sterben, um ca. 15.000 bis 20.000 zu senken.

Lebensrettende Klinik

Welche Bedeutung einem vorbildlichen Qualitätsmanagement zukommt, zeigt das Beispiel der Uniklinik Greifswald. Den dortigen Medizinern des sogenannten Sepsisdialogs, eines Projekts zur Verbesserung der Prävention, Diagnostik und Behandlung der Sepsis, ist es gelungen, die Sterblichkeit bei schweren Verlaufsformen in den vergangenen Jahren von über 60 Prozent auf 40 Prozent zu reduzieren. Auf diese Weise gelang es, etwa 300 Patienten das Leben zu retten. Eine der Innovationen besteht darin, dass in Greifswald aufgrund moderner Analyseverfahren die verantwortlichen Keime bereits innerhalb von sechs Stunden (statt erst nach zwei Tagen) ermittelt werden. Das exakt auf die Erreger zugeschnittene Antibiotikum kommt deutlich schneller zum Einsatz, was zu messbar besseren Therapieerfolgen führt. Eine aktuelle Auswertung von Abrechnungsdaten für die Krankenkassen aus dem ersten Quartal 2016 belegt, dass die Krankenhaussterblichkeit mit 31 Prozent in Greifswald deutlich geringer ausfällt als in den anderen teilnehmenden deutschen Kliniken. Dort liegt die Sterblichkeit bei durchschnittlich 44 Prozent. Ein Beispiel, das zeigt: Es kann über Leben und Tod entscheiden, in welcher Klinik man behandelt wird!

> **Tipp 7:** Unsere Hände sind die häufigsten Überträger von ansteckenden Infektionskrankheiten. Waschen Sie Ihre Hände, wenn Sie nach Hause kommen, nach dem Toilettengang, wenn Sie Haustiere angefasst haben, nachdem Sie Lebensmittel verarbeitet haben, nach der Gartenarbeit und allen anderen Aktivitäten, bei denen Ihre Finger mit Erregern in Kontakt kommen können.

(💡) **Tipp 8:** Bei der Zubereitung von Lebensmitteln sind ebenfalls Erreger im Spiel. Viele sind harmlos, jedoch können sich auch gefährliche Bakterien wie Salmonellen, Campylobacter und EHEC oder Viren wie Noroviren darunter befinden. Häufig befallen: Fleisch, Fisch und Eier. Neben dem anschließenden Händewaschen kommt es darauf an, die Arbeitsflächen nach Gebrauch gründlich zu reinigen und die Produkte bei der Zubereitung gut durchzugaren. Das gilt insbesondere für Geflügel. Doch auch Obst und Gemüse kann mit Erregern kontaminiert sein und sollte vor dem Verzehr gründlich abgespült werden.

(💡) **Tipp 9:** Wenn Sie dennoch an einer Infektion erkrankt sind, sollten Sie Ihre Mitmenschen vor einer Ansteckung schützen, indem Sie Abstand halten. Besonders gefährdet sind Schwangere, Säuglinge, ältere oder chronisch kranke Menschen.

(💡) **Tipp 10:** Viele Infektionen erfolgen durch die sogenannte Tröpfchenübertragung beim Husten und Niesen. Üblicherweise hält man sich dabei die Hand vor den Mund. Aus hygienischer Sicht stellt dies jedoch keine sinnvolle Maßnahme dar. Denn so gelangen die Krankheitserreger an die Hände und werden anschließend weitergereicht. Um andere vor Ansteckung zu schützen, sollte man daher folgende Regeln einhalten:

Sinnvolle Hygienemaßnahmen befolgen

Wir kommen ständig mit einer Vielzahl von Erregern in Berührung. Dank unserem Immunsystem führt nicht jeder Kontakt gleich zu einer Erkrankung. Doch wir sollten unsere körpereigenen Abwehrkräfte nicht unnötig auf die Probe stellen. Einfache Hygienemaßnahmen schützen vor einer Ansteckung.

– Beim Husten oder Niesen mindestens einen Meter Abstand von anderen Personen halten und sich wegdrehen.
– Niesen oder husten Sie in ein sauberes Papiertaschentuch und entsorgen Sie es nach einmaliger Benutzung.
– Nach dem Naseputzen, Niesen oder Husten gründlich die Hände waschen.

Schutz durch Basis-Impfungen nutzen

Das Prinzip ist einfach: Durch eine Impfung gelangt eine relativ harmlose Form des betreffenden Erregers in unseren Organismus. Auf diese Weise wird unser Immunsystem dazu angeregt, wirksame Antikörper zu bilden. Im Fall einer späteren Infektion mit »echten« Erregern ist unser Abwehrsystem dann gut vorbereitet und vernichtet die Eindringlinge, bevor sie Schaden anrichten können.

Laut Empfehlungen der Ständigen Impfkommission (STIKO) des Robert Koch-Instituts sollen Erwachsene ab 18 Jahren sich regelmäßig gegen Tetanus, Diphtherie, Keuchhusten (Pertussis) und Masern impfen lassen. Bei Menschen ab 60 Jahren kommen die Pneumokokken- und die Grippeimpfung (Influenza) dazu.

Gefahr durch Krankenhauskeime

Laut dem aktuellen Krankenhausreport der Barmer GEK hat die Anzahl der Krankenhausaufenthalte in den vergangenen Jahren kontinuierlich zugenommen und sich aktuell auf hohem Niveau konsolidiert. Demnach wurde für jeden fünften Versicherten 2016 ein stationärer Klinikaufenthalt notwendig. Nach Schätzungen der Deutschen Stiftung Patientenschutz sterben hierzulande etwa 40.000 Patienten pro Jahr an den Folgen einer Infektion mit Krankenhauskeimen. Von dieser besonderen Art von Erkrankungen spricht man, wenn der Kontakt mit den Erregern während der stationären Behandlung in einem Krankenhaus oder einer Pflegeeinrichtung stattgefunden hat. Die Folge: Harnwegsinfekte, Blutvergiftungen durch Venenkatheter, Lungenentzündungen durch künstliche Beatmung und Wundinfektionen nach Operationen. Drei bis vier von hundert Patienten in Deutschland infizieren sich mit einem Krankenhauskeim, auf Intensivstationen sind es sogar fünfzehn von hundert.

Als besonders problematisch erweist sich die Behandlung von multiresistenten Erregern. Ihre Zunahme hängt mit dem vermehrten Einsatz von Antibiotika zusammen. Zahlreiche Keime haben sich auf die viel zu häufig eingesetzten Medikamente eingestellt und Resistenzen entwickelt. Dramatische Folge: Die antibiotische Therapie verfehlt ihre Wirkung, die Patienten sterben.

Wie erfolgt die Infektion?

Der Dreh- und Angelpunkt bei der Prävention von Krankenhausinfektionen ist konsequente Hygiene. Doch ausgerechnet daran fehlt es in deutschen Kliniken. Das Magazin *Stern* (Nr. 33, 11.8.2016) hat die Hygienebedingungen in siebzehn Hamburger Krankenhäusern untersucht und kam zu erschreckenden Ergebnissen. Mit einem einfachen Testverfahren, dem »GlowCheck«, den auch Gesundheitsämter nutzen, wurden Kontaktflächen an Toilettenspülungen, Handtuchspendern, Türgriffen, Lichtschaltern und Fahrstuhlknöpfen unsichtbar markiert. Auf diese Weise konnten die Prüfer ermitteln, wie lange es dauerte, bis die Markierungen beseitigt wurden, wie gründlich und in welchen Intervallen die Putzkräfte die Flächen reinigten. Das Ergebnis: Von insgesamt 783 markierten Flächen würden nur 198 korrekt gereinigt! An den übrigen 585 Positionen hätten Krankenhauskeime gute Chancen gehabt, sich weiter zu verbreiten. Sogar Türgriffe, von denen selbst der Laie weiß, dass sie die größte Übertragungsgefahr darstellen, waren in fast 70 Prozent der Fälle nur unzureichend oder gar nicht gereinigt worden. Wie kommt es zu derart katastrophalen Hygieneverhältnissen?

Die Gründe sind schnell genannt: Das sensible Thema Reinigung wird von den Klinikleitungen aus Kostengründen ausgelagert, die Aufträge öffentlich ausgeschrieben und dann an die billigste Fremdfirma vergeben. Deren Mitarbeiter bekommen im besten Falle Mindestlohn, sprechen häufig kaum Deutsch und müssen in immer kürzerer Zeit immer größere Flächen sauber halten. Kein Wunder, dass die Qualität leidet. Ähnliches gilt für das Klinikpersonal: Der Kostendruck hat dazu geführt, dass ein Drittel des Pflegepersonals in deutschen Krankenhäusern in den vergangenen zehn Jahren abgebaut wurde. Die Folge: Mitarbeiter sind chronisch überlastet, vorgeschriebene Hygienemaßnahmen werden aus Zeitmangel oft nicht eingehalten.

Ist die Infektion mit einem Krankenhauskeim ein Behandlungsfehler?

Infiziert sich ein Patient während eines Klinikaufenthalts mit einem multiresistenten Krankenhauskeim, so lässt dies nicht zwangsläufig auf einen Behandlungsfehler schließen, so die Entscheidung eines deutschen Oberlandesgerichts. Eine Haftung der Klinik kommt danach nur in Betracht, wenn die Keimübertragung durch die gebotene hygienische Vorsorge zuverlässig hätte verhindert werden können. Das Gericht präzisiert: Nur eine Infektion, die »aus einem hygienisch beherrschbaren Bereich hervorgegangen ist«, kann Schadenersatzforderungen vonseiten des Patienten begründen. Die jüngst aufgedeckten schweren Hygienemängel in deutschen Krankenhäusern liegen nachweislich im »hygienisch beherrschbaren Bereich«. Fragt sich nur, wann deutsche Gerichte dies erkennen und Klinikleitungen endlich entschieden handeln. Bis dahin hilft nur, sich selbst zu schützen.

> 💡 **Tipp 11: So schützen Sie sich vor Krankenhauskeimen.** 90 Prozent aller Krankenhausinfektionen werden über die Hände übertragen. Einfache Gegenmaßnahmen sind:
> - Hände gründlich waschen! Das heißt, auch den Handrücken und die Fingerzwischenräume etwa 30 Sekunden mit Seife abschrubben.
> - Vermeiden Sie es, anderen Leuten die Hände zu schütteln. In Krankenhäusern sollte man dafür Verständnis aufbringen.

- Bitten Sie Ihre Besucher, sich die Hände zu waschen oder mit einem der zahlreich vorhandenen Desinfektionsspender zu reinigen.
- Trauen Sie sich, auch das Pflegepersonal und die Ärzte höflich nach der Hygiene ihrer Hände zu fragen.
- Bei Infusionen oder Blutabnahmen verwendet das Personal Einmalhandschuhe. Doch die erfüllen ihre Aufgabe nur, wenn sie tatsächlich nur einmal benutzt werden. Achten Sie daher darauf, dass diese Handschuhe erst am Behandlungsort angelegt werden. Wird mit den Handschuhen eine einzige Tür geöffnet, ist die Schutzwirkung dahin.
- Keime werden vorzugsweise über die nackte Haut übertragen, das gilt auch für Ihre Füße. Die Konsequenz: Laufen Sie niemals barfuß durch Ihr Zimmer oder den Flur. So holen Sie sich die Keime nämlich direkt ins Bett.
- Fassen Sie sich nach Möglichkeit nicht ins Gesicht, vor allem nicht in die Augen, die Nase oder den Mund. Hier befinden sich die Haupteintrittspforten für Keime.
- Heute steht in jedem Krankenzimmer ein TV-Gerät. Doch die dazugehörige Fernbedienung wird selten desinfiziert und ist eine geradezu perfekte Kontaktfläche für gefährliche Erreger. Einen guten Schutz bieten Einmalhandschuhe und eine Sprühdesinfektion.

ⓘ WIE SINNVOLL IST DIE GRIPPEIMPFUNG?

Die ständige Impfkommission (STIKO) des Robert Koch-Instituts empfiehlt die Influenzaimpfung generell für Personen ab 60 Jahren. Anderen Gruppen wird die Impfung bei Vorliegen einer »Indikation« empfohlen, etwa bei medizinischem Personal, Personen in Einrichtungen mit umfangreichem Publikumsverkehr sowie Frauen in der Schwangerschaft. Optimaler Impfzeitpunkt ist der Herbst. Die Angaben zur Wirksamkeit der Influenzaimpfung fallen leider sehr unterschiedlich aus. Die als unabhängig geltende Cochrane Collaboration konnte in einer umfangreichen Metaanalyse für Erwachsene (einschließlich schwangerer Frauen) nur einen sehr geringen Effekt auf die Influenzasymptome und die Zahl der Krankheitstage feststellen. Andere Studien attestieren der Impfung hingegen eine deutlich messbare Wirksamkeit. Eine britische Untersuchung mit über 24.000 Patienten im Alter über 75 Jahren zeigte, dass der Anteil influenzabedingter Todesfälle bei Geimpften um 83 Prozent niedriger ausfiel. Weitere Studienergebnisse deuten darauf hin, dass die Impfung für ältere Menschen tatsächlich eine erkennbare Schutzwirkung entfaltet.

> 💡 **Tipp 12: Die Grippeimpfung schützt nicht vor sogenannten grippalen Infekten!** Doch auch eine »normale« Erkältung kann einen schweren Verlauf nehmen und von Komplikationen wie Bronchitis oder Lungenentzündung begleitet werden. Deshalb sollten Sie jeden Infekt der Atemwege ernst nehmen und sich ein paar Tage Ruhe gönnen, sobald Sie die ersten Symptome spüren.

Grippe und Lungenentzündung

Wenn jemand einen Schlaganfall oder Herzinfarkt erleidet, ist die Aufregung groß. Eine Lungenentzündung wird meist als weniger dramatisch empfunden, dabei ist die Gefahr, daran zu sterben, in etwa gleich groß. Pneumonie gilt unter Fachleuten daher zu Recht als unterschätzte Erkrankung. Leider gibt es keine exakte Statistik über Pneumonie als Todesursache. Häufig notieren Ärzte auf dem Totenschein nämlich schlicht einen Herzstillstand. Insbesondere bei alten Menschen wird die tatsächliche Todesursache oft nicht erfasst. Kein Wunder, wäre es doch aufwendig und teuer, mithilfe histologischer Untersuchungen nach einer Lungenentzündung zu suchen. Das Statistische Bundesamt gibt die Anzahl der Todesfälle durch Lungenentzündungen und Grippe in Deutschland mit etwa 20.000 pro Jahr an. Experten rechnen mit 35.000 Menschen, die allein an einer Lungenentzündung sterben. Wie bei den meisten schweren Erkrankungen steigt das Risiko mit zunehmendem Alter.

Unterschiedliche Formen

Bei der Lungenentzündung wird grundsätzlich zwischen ambulant erworbener und nosokomialer Pneumonie unterschieden.

Ambulant erworben ist eine Infektion außerhalb eines Krankenhauses. Nosokomial hingegen sind Fälle, bei denen sich der Patient in der Klinik mit einem sogenannten Krankenhauskeim ansteckt – eine Komplikation, die leider viel zu häufig vorkommt (siehe auch Kapitel »Behandlungsfehler« ab Seite 71). Die beiden Infektionsformen unterscheiden sich aber auch durch die Art ihrer Erreger. So werden ambulante erworbene Lungenentzündungen vor allem durch Pneumokokken-Bakterien verursacht. Wird eine solche Infektion rechtzeitig und richtig diagnostiziert, ist die Therapie mithilfe von Antibiotika in der Regel erfolgreich und unproblematisch.

Anders sieht es bei Krankenhaus-Pneumonien aus, für die meist Bakterien wie Enterokokken oder Staphylokokken verantwortlich sind. Das Problem: Diese Erreger haben gegen zahlreiche Antibiotika Resistenzen entwickelt und werden daher als multiresistent bezeichnet. Dramatischerweise kommt es insbesondere auf Intensivstationen häufig zu derartigen Infektionen. Der Grund: Die Patienten sind bereits durch eine schwere Erkrankung geschwächt, sodass ihr Organismus nicht über die nötigen Abwehrkräfte verfügt, um sich gegen die Erreger zu schützen. Besonders gefährdet sind intubierte Patienten, weil durch die maschinelle Beatmung der natürliche Filter im Nasen-Rachen-Raum umgangen wird und die Erreger über den Beatmungsschlauch (Tubus) direkt in die Luftröhre, die Bronchien und das feinere Lungengewebe gelangen können.

Multiresistente Erreger: Ein hausgemachtes Problem

Von den rund 680.000 Menschen, die pro Jahr in Deutschland an einer Lungenentzündung erkranken, müssen 230.000 stationär behandelt werden und etwa zehn Prozent dieser Patienten sterben. Häufig sind multiresistente Erreger die Todesursache, weil wir viel zu oft Antibiotika einsetzen, sodass die Bakterienstämme

Resistenzen entwickeln können. Die Gründe dafür sind vielfältig. Antibiotika werden vorschnell verschrieben und dann nicht fachgerecht eingenommen, zum Beispiel wenn die Therapie zu früh abgebrochen wird, weil die Symptome sich gebessert haben. Ein anderes Problem stellt die intensive Tiermast dar, in der dem Futter prophylaktisch Antibiotika beigemengt werden. Zum Teil aberwitzigerweise sogar Medikamente, die in der Humanmedizin als sogenannte Reserve-Antibiotika für absolute Notfälle dienen sollen. Mit dem Fleisch von Puten, Hühnern und Schweinen gelangen so Antibiotikarückstände in unseren Organismus, ohne eine sinnvolle Wirkung zu entfalten. Kommt es später zu einer gefährlichen Infektion, schlagen die Medikamente nicht mehr an.

Möglichst sparsam mit Antibiotika umzugehen ist die einzige Möglichkeit für den Einzelnen, dieser Entwicklung entgegenzuwirken. Ich habe das auch schon erlebt: Nach einer heftigen Bronchitis litt ich unter hartnäckigem Husten, der mich besonders nachts plagte. Schließlich ging ich zum Hausarzt, der mir sogleich ein Breitbandantibiotikum verschrieb. Ich entschied mich trotzdem, noch ein paar Tage zu warten, und setzte meine herkömmliche Therapie fort: ein pflanzliches Präparat zur Schleimlösung, viel trinken und ausreichend Ruhe zur Regeneration. Drei Tage später zeichnete sich eine deutliche Besserung ab, ich konnte auf das Antibiotikum verzichten.

Tipp 13: Gönnen Sie sich Ruhe! Sich bei einer Infektion zwei bis drei Tage ins Bett zu legen, damit der Organismus Zeit und Kraft findet, selbst mit den Erregern fertig zu werden, ist weitgehend aus der Mode gekommen. Stattdessen arbeiten wir weiter, nehmen alle möglichen Medikamente und »verschleppen« die Erkrankung, bis uns der Arzt ein Breitbandantibiotikum verschreibt. Besinnen wir uns besser darauf, dass wir selbst den Großteil der Verantwortung für unsere Gesundheit tragen. Und verhalten wir uns entsprechend, indem wir unseren Selbstheilungskräften die Zeit geben, aktiv zu werden.

Antibiotika richtig anwenden

Der Einsatz eines Breitbandantibiotikums entspricht der Jagd mit einer Schrotflinte: Man drückt ab und denkt sich, irgendwas werde ich schon getroffen haben. Wenn es schon Antibiotika sein müssen, sollte zuvor die Art der Erreger bestimmt werden, damit der Einsatz gezielt erfolgen kann. So geht's: Die durch einen Abstrich gewonnene Bakterienkultur wird auf einen künstlichen Nährboden aufgebracht und vermehrt sich dort. Mithilfe weiterer Untersuchungstechniken kann das medizinische Labor anschließend bestimmen, auf welche Antibiotika die Erreger empfindlich reagieren, und diese dann gezielt einsetzen.

⊘ Mein Risiko, an einer Infektion zu sterben

Aus der Summe Ihrer persönlichen Risikofaktoren ergibt sich Ihr individuelles Gefährdungsprofil. Bitte ankreuzen, was zutrifft:

- ○ Sind Sie aufgrund einer chronischen Vorerkrankung geschwächt?
- ○ Treiben Sie wenig oder keinen Sport (weniger als eine Stunde pro Woche)?
- ○ Reisen Sie regelmäßig ins außereuropäische Ausland?
- ○ Leiden Sie an einer Autoimmunerkrankung?
- ○ Sind Sie 75 Jahre oder älter?
- ○ Haben Sie in Ihrem Leben häufiger Antibiotika verschrieben bekommen?
- ○ Leiden Sie beruflich oder privat unter einer hohen Stressbelastung?

Auswertung: 0 bis 1 Punkt zutreffend = geringes Risiko; 2 bis 4 Punkte zutreffend = mittleres Risiko; 5 bis 7 Punkte zutreffend = erhöhtes Risiko

WIE MAN NICHT AN EINEM BEHANDLUNGSFEHLER STIRBT

Risiko-Check

TODESRISIKO:	Todesursache Nr. 5
ERKRANKUNGSRISIKO:	hoch
TODESFÄLLE:	70.000 pro Jahr
INFEKTION MIT KRANKENHAUSKEIMEN:	1.000.000 pro Jahr
TODESFÄLLE DURCH KRANKENHAUSKEIME	40.000 pro Jahr
SCHUTZWIRKUNG VORSORGE:	gering

(Quelle: AOK, Nordic Cochrane Center, Deutsche Gesellschaft für Krankenhaushygiene DGKH)

Fakten-Check

TÖDLICHE FEHLER

Irren ist menschlich. Es gibt jedoch Berufe, in denen Fehler Menschenleben kosten können. Der Arztberuf gehört dazu. Auch in Institutionen wie Krankenhäusern und Sanatorien können Fehler zum Tod von Patienten führen. Zum Beispiel durch mangelnde Sorgfalt im Bereich Hygiene. Allein an Krankenhauskeimen sterben in Deutschland pro Jahr etwa 40.000 Patienten. Hinzu kommen Todesfälle durch Nebenwirkungen von Medikamenten. Sie nehmen einen weiteren großen Teil der vermeidbaren Todesfälle im Gesundheitswesen ein. Pharmafirmen geraten immer wieder in den Verdacht, Studien zur Verträglichkeit ihrer Produkte zu ihren Gunsten zu manipulieren.

Was ist ein Behandlungsfehler?

Laut Gesetz liegt ein Behandlungsfehler vor, wenn eine Behandlung nicht ordnungsgemäß durchgeführt wurde. Als »ordnungsgemäß« gilt eine Therapie, wenn sie entsprechend den allgemein anerkannten medizinischen Standards durch einen Arzt oder einen Angehörigen anderer Heilberufe durchgeführt wurde. Ein Behandlungsfehler kann sämtliche Bereiche ärztlicher Tätigkeit betreffen. Es kann sich also um einen Fehler rein medizinischen Charakters handeln, um einen Fehler in den organisatorischen Abläufen oder um den Fehler einer im Medizinbetrieb tätigen weiteren Person. Auch eine fehlende oder falsche Aufklärung über mögliche Risiken und Folgen von Eingriffen und Behandlungen stellt eine Verletzung von Pflichten aus dem Behandlungsvertrag dar und kann Schadensersatzansprüche des Patienten gegen den Behandelnden nach sich ziehen.

(i) WER IST ANSPRECHPARTNER BEI BEHANDLUNGSFEHLERN?

Sollten Sie Opfer eines Behandlungsfehlers geworden sein, ergeben sich die folgenden fünf Möglichkeiten für Ihre Vorgehensweise:

Tipp 1: Gesetzliche Krankenkassen haben die Pflicht, ihre Mitglieder bei der Verfolgung von Schadensersatzansprüchen, die durch Behandlungsfehler entstanden sind, kostenlos zu unterstützen. Üblicherweise wird ein Sachverständigengutachten des Medizinischen Dienstes der Krankenversicherungen (MDK) in Auftrag gegeben.

Tipp 2: Die Unabhängige Patientenberatung (UPD) ist eine gemeinnützige Organisation mit der Aufgabe, »die Patientenorientierung im Gesundheitswesen zu stärken und Problemlagen im Gesundheitssystem aufzuzeigen«. Die UPD unterhält ein kostenloses und anonymes Beratungstelefon sowie eine Onlineplattform, die mit unabhängigen Beratern besetzt ist. Im Netz: www.patientenberatung.de (Telefon: 0800/0117722).

Die Beratung wird auch in türkischer (Telefon: 0800/0117723) und in russischer Sprache (Telefon: 0800/0117724) angeboten.

Tipp 3: Bei Behandlungsfehlern, die im Krankenhaus aufgetreten sind, ist die Klinikleitung oder die Patientenbeschwerdestelle des jeweiligen Hauses zuständig. Laut Patientenrechtegesetz sind Krankenhäuser bundesweit zur Einrichtung eines patientenorientierten Beschwerdemanagements verpflichtet.

Tipp 4: Die Aufsicht über die Berufsausübung der Ärzte haben die Landesärztekammern. Die Kammern unterhalten Gutachter und Schlichtungsstellen, um Streitfälle zwischen Arzt und Patient außergerichtlich zu klären. Das heißt, es darf noch kein gerichtliches Verfahren laufen und der Anlass für die Auseinandersetzung darf in der Regel nicht länger als fünf Jahre zurückliegen. Durch die Arbeit dieser Schlichtungsstellen entstehen Ihnen keine Kosten.

Tipp 5: In schweren, eindeutigen Fällen oder wenn die Schlichtungsversuche gescheitert sind, nehmen Sie sich einen Anwalt, der auf Schadensersatzforderungen im Gesundheitswesen spezialisiert ist.

Tod durch Klinikaufenthalt?

Laut Schätzungen der Allgemeinen Ortskrankenkasse (AOK) sterben pro Jahr etwa 19.000 Klinikpatienten durch vermeidbare Behandlungsfehler. Zu diesem Ergebnis kommt ein umfassender Report des Wissenschaftlichen Instituts der AOK zu Fehlern in deutschen Krankenhäusern. Die Forderung der Experten:

- Verbesserung von Hygienemaßnahmen in den Krankenhäusern (siehe auch Kapitel »Infektionen« ab Seite 57).
- Systematische Implementierung von Fehlermeldesystemen und einem offenen und angstfreien Umgang mit Fehlermeldungen.
- Checklisten für OP-Teams, die chirurgische Eingriffe sicherer machen.
- Größere Spezialisierung von Kliniken.

Zu viele Operationen – der Fehler liegt im System

Oft bieten sich zwei Alternativen, eine Verletzung oder Erkrankung zu behandeln. Der Mediziner kann zu einer Operation raten. Oder er kann auf die Selbstheilungskraft setzen und die Fortschritte seines Patienten dabei überwachen. Doch mit beobachtendem Abwarten verdienen Ärzte und Kliniken nichts, die Kassen honorieren den Zeitaufwand nicht. Anders sieht es bei einer Operation aus – die bringt gutes Geld. Die Folge: Deutsche

Kliniken sind Weltmeister im Operieren. Laut Statistik findet sich jeder fünfte Deutsche einmal pro Jahr auf einem Operationstisch wieder. Ein Spitzenplatz im internationalen Vergleich, das beschreiben Datenerhebungen der Organisation für wirtschaftliche Zusammenarbeit und Entwicklung (OECD). Doch die folgenden Beispiele zeigen: Viele Operationen lohnen sich eher für das Krankenhaus als für den Patienten.

— Beispiel therapeutische Arthroskopien bei Gelenkverschleiß: Mehrere Studien belegen, dass sich für die Patienten keinerlei Vorteil durch den Eingriff ergibt. Die Statistik zeigt: Unabhängig davon, ob Menschen wegen ihres Knieschmerzes operiert wurden oder nicht, die Beschwerden blieben gleich. Dennoch wurde der Eingriff über Jahre hunderttausendfach durchgeführt. Lange kämpfte das Institut für Qualität und Wirtschaftlichkeit im Gesundheitswesen (IQWiG) vergeblich für ein Verbot dieses Eingriffs. Erst seit Ende 2015 wird die therapeutische Arthroskopie nicht mehr von den gesetzlichen Krankenkassen bezahlt. Begründung des Gemeinsamen Bundesausschusses (G-BA): Weil sie wirkungslos ist.

— Beispiel Hüft- und Kniegelenkprothesen: Das Institut für angewandte Qualitätsförderung und Forschung im Gesundheitswesen (AQUA) hat untersucht, wie viele der Hüft- und Knieoperationen medizinisch gerechtfertigt waren. In etwa 5 Prozent der Eingriffe war dies nicht der Fall. Konkret bedeutet das: Innerhalb von nur einem Jahr wurde in deutschen Kliniken fast 9000 Patienten eine künstliche Hüfte eingesetzt oder diese ausgetauscht, obwohl diese schwere und häufig von ernsthaften Komplikationen begleitete Operation den AQUA-Kriterien zufolge unnötig war. Bei den Kniegelenkoperationen sieht es nicht viel besser aus. Hier wurden binnen eines Jahres etwa 5500 Menschen operiert, ohne dass dies medizinisch gerechtfertigt war.

— Beispiel Blinddarmoperationen: In manchen Regionen Deutschlands werden sechsmal so viele Blinddärme operiert wie in anderen. Eine genaue Auswertung dieser Häufungen zeigt: Die Ärzte entfernen dort weitaus mehr gesunde als kranke Organe.

- Beispiel Schilddrüse: Die Deutsche Gesellschaft für Chirurgie erkennt selbstkritisch, dass zu viele Schilddrüsen und Wirbelsäulen operiert werden. In Deutschland werden bis zu achtmal mehr Schilddrüsen operiert als in Großbritannien und den USA. Von den mehr als 100.000 Schilddrüsenoperationen könnten 70 Prozent entfallen.

Auch eine unnötige OP ist ein Behandlungsfehler

Eine nicht erforderliche Operation kann auch nicht den gewünschten Erfolg bringen und stellt daher einen schwerwiegenden Behandlungsfehler dar. Schon die Narkose ist ein nicht unerhebliches Risiko. Hinzu kommen Infektionsrisiken, Schmerzen und Nebenwirkungen durch begleitende Medikamente sowie die psychische Belastung durch eine OP.

Risiko Narkose

Etwa 10 Millionen Operationen finden in Deutschland pro Jahr unter Narkose statt. Für über 40.000 Menschen endet die künstlich hervorgerufene Bewusstlosigkeit mit dem Tod. Aus diesen Zahlen lässt sich zwar nicht ableiten, wie viele Patienten tatsächlich an den Folgen der Anästhesie versterben, denn ein eindeutiger Zusammenhang ist schwer herzustellen (außer es liegt ein nachweislicher Behandlungsfehler durch den Anästhesisten vor). Klar ist jedoch: Jede Narkose stellt eine potenzielle Gefahr für die Gesundheit dar. Darüber hinaus hängt das Risiko vom allgemeinen Gesundheitszustand des Patienten ab. Geschwächte, ältere Menschen sterben während einer Narkose häufiger als gesunde.

💡 **Tipp 6: Zweitmeinung einholen.** Bitten Sie Ihre Krankenkasse um Unterstützung bei der Wahl eines geeigneten Experten für eine medizinische Zweitmeinung. Die meisten Krankenversicherungen bieten dazu eine fachkundige Beratung.

💡 **Tipp 7: Untersuchungsbefunde einfordern.** Es gehört zu Ihren Patientenrechten, die gesamten medizinischen Unterlagen, also zum Beispiel Untersuchungsbefunde und Röntgenbilder, einzusehen und Kopien davon erstellen zu lassen. Ein Vorteil: Sollten Sie eine Zweitmeinung benötigen, müssen nicht sämtliche Voruntersuchungen erneut durchgeführt werden.

Vor Eingriffen einen zweiten Arzt befragen

Das Problem: Wenn Sie einen Arzt fragen, ob eine Behandlung, die er selbst vorgeschlagen hat und auch selbst durchführen wird, Sinn macht, bringen Sie ihn in einen Konflikt. Schließlich verdient er seinen Lebensunterhalt mit solchen Behandlungen. Das ist in etwa so, als würden Sie einen Maler fragen, ob Ihre Fassade einen neuen Anstrich benötigt. Natürlich wird er Gründe finden, die für den lukrativen Auftrag sprechen. Vor schwerwiegenden Therapieentscheidungen, insbesondere vor planbaren Operationen, ist es daher ratsam, eine zweite Meinung einzuholen. Die Einschätzung eines anderen Mediziners aus dem gleichen Fachgebiet kann helfen, die Chancen und Risiken der vorgeschlagenen Therapie besser einzuschätzen, mögliche Alternativen aufzuzeigen und zu entscheiden, ob eine geplante Operation wirklich Erfolg versprechend und notwendig ist. Insbesondere die Ergebnisse von sogenannten bildgebenden Verfahren wie Röntgen, Magnetresonanztomografie (MRT), Computertomografie (CT) und Ultraschall lassen Raum für unterschiedliche Interpretationen. Daher macht es Sinn, dass sich ein zweiter Experte diese Bilder anschaut.

Den Krankenkassen als Kostenträgern ist längst bewusst, dass zu viel operiert wird. Deshalb unterstützen sie ihre Versicherten bei der Suche nach einem geeigneten Experten zur Erstellung einer unabhängigen zweiten Meinung. Ein Beispiel: Die Technikerkrankenkasse (TKK) bietet ihren Versicherten ein Zweitmeinungs-Programm zur Überprüfung von Rückenoperationen an.

Das Ergebnis: Bei knapp neun von zehn Patienten stellte sich heraus, dass die Eingriffe überflüssig waren. Die Betroffenen konnten mit konservativen Therapien wie Rückengymnastik und Entspannungsübungen behandelt werden – eine Operation mit all den dazugehörigen Risiken blieb ihnen erspart.

Geringe Fehlerhäufigkeit in spezialisierten Kliniken

Menschen, die viel Erfahrung auf einem Gebiet gesammelt haben und über Talent verfügen, gelten als Experten. Experten sind Leute, die ihr Handwerk beherrschen und wenig Fehler machen. Das gilt für Handwerker ebenso wie für Kaufleute, Lehrer, Köche und für Menschen, die im Gesundheitswesen beschäftigt sind. Finden sich solche Experten in Teams zusammen, ist die Chance auf gute Ergebnisse besonders hoch. Diese einfache Wahrheit sollten wir uns zunutze machen. Nicht jede Klinik ist für jede Operation in besonderem Maße qualifiziert.

Der AOK-Krankenhausreport 2014 zeigt, dass die Überlebenschancen von Patienten steigen, wenn die Kliniken viel Erfahrung mit dem betreffenden Eingriff haben. Beispiel Hüftgelenk-Operationen: Kliniken, die diesen Eingriff seltener durchführen, haben eine um 37 Prozent höhere Rate von Wiederholungsoperationen, weil der erste Versuch nicht den nötigen Erfolg brachte. Beispiel Frühgeborene: In Kliniken mit weniger als 15 zu versorgenden Frühchen pro Jahr ist die Wahrscheinlichkeit, dass diese Kinder sterben, um 87 Prozent höher als in Kliniken, die mehr als 45 solcher Kinder pro Jahr versorgen. Die größere Erfahrung dieser Krankenhäuser rettet also Menschenleben.

💡 **Tipp 8: Freie Krankenhauswahl.** Für fast alle Medizinfelder gibt es spezialisierte Kliniken. Es lohnt sich auch für einen Eingriff mit geringer Gefahr von Komplikationen, eine Klinik zu wählen, die auf diese Behandlung spezialisiert ist. Die Wahl des Krankenhauses steht dem Patienten nämlich frei. Lediglich die durch eine entferntere Klinik entstehenden höheren Fahrkosten müssen selbst getragen werden. Die meisten Krankenkassen bieten auf ihren Internetseiten Suchfunktionen an, mit deren Hilfe man die für eine bestimmte Behandlung passenden Krankenhäuser angezeigt bekommt. Ein Beispiel: der AOK-Krankenhausnavigator. Fachärzte können in der Regel ebenfalls auf bestimmte Eingriffe spezialisierte Kliniken empfehlen.

Tod durch Medikamente

Peter Gøtzsche, Professor für Klinische Studien an der Uniklinik Kopenhagen, leitet ein unabhängiges Institut zur Bewertung von pharmazeutischen Studien, das »Nordic Cochrane Center«. Er sagt: Medikamente sind nach Herz-Kreislauf-Erkrankungen und Krebs die dritthäufigste Todesursache. Schätzungen zufolge kommt es pro Jahr in Deutschland zu 20.000 bis 60.000 Todesfällen durch Nebenwirkungen von Medikamenten.

ⓘ MEDIKAMENTE MIT GEFÄHRLICHEN NEBENWIRKUNGEN

Antidepressiva: Bei Depressionen kommen hauptsächlich zwei Arzneigruppen zum Einsatz: Trizyklische Antidepressiva (TZA) und Selektive Serotonin-Wiederaufnahme-Hemmer (SSRI). Beide haben das Risiko schwerer Nebenwirkungen: Trizyklische Antidepressiva können zu Mundtrockenheit, Verstopfung und Herz-Kreislauf-Problemen führen. Selektive Serotonin-Wiederaufnahme-Hemmer können zu Übelkeit, Kopfschmerzen, Schlafstörungen und sexueller Lustlosigkeit führen. Bei älteren Patienten erhöhen SSRI das Risiko eines Sturzes. Die TZA können bei Demenzpatienten den Verlust der kognitiven Fähigkeiten beschleunigen. Kinder und Jugendliche werden durch Antidepressiva möglicherweise aggressiv.

Aspirin & Co.: Hinter dem Sammelbegriff »Nichtsteroidale Antirheumatika« (NSAR) verbergen sich weitverbreitete Schmerzmittel wie ASS (Acetylsalicylsäure, Handelsname Aspirin), Diclofenac und Ibuprofen. Fast jeder hat schon einmal eines dieser Produkte eingenommen. Dennoch ist der Gebrauch von Medikamenten dieser Stoffgruppe riskant – vor allem für ältere Menschen. Die schmerzlindernde Wirkung beruht nämlich auf der Hemmung des Enzyms

Cyclooxygenase, das auch für den Erhalt von Darm- und Magenschleimhaut wichtig ist. Wird es blockiert, können dort schwerwiegende Schäden entstehen. Die Konsequenz: Die Arzneimittelkommission der deutschen Ärzteschaft geht davon aus, dass bei über 65-Jährigen 20 bis 30 Prozent aller Krankenhausaufnahmen und Todesfälle durch Magen- und Darmgeschwüre auf die Behandlung mit NSAR zurückzuführen sind.

Blutdruck-Senker: ACE-Hemmer blockieren das Angiotensin-konvertierende Enzym (Angiotensin Converting Enzyme), welches an der Regulation des Blutdrucks beteiligt ist. ACE-Hemmer gelten als Blutdrucksenker der ersten Wahl und gehören zu der umsatzstärksten Medikamentengruppe weltweit. Auch hier kommt es zu Nebenwirkungen wie Husten, Heiserkeit, Atemnot, Blutdruckabfall und Nierenversagen sowie heftigen Immunreaktionen und Lichtempfindlichkeit. Ärztekammern warnen zudem vor der gleichzeitigen Einnahme des Gicht-Medikaments Allopurinol. Laut Fachliteratur sind Fälle dokumentiert, in denen es bei gleichzeitigem Gebrauch beider Arzneimittel zu einem anaphylaktischen Schock oder zu einer Verkrampfung der Herzkranzgefäße kam.

Cholesterinsenker: Statine werden bei erhöhten Blutfettwerten zur Senkung des Cholesterinspiegels eingesetzt. Abgesehen davon, dass die Studienlage den Erfolg einer Therapie mit Statinen äußerst fragwürdig erscheinen lässt (siehe auch Kapitel »Herz-Kreislauf-Erkrankungen« ab Seite 10), zeigen die Forschungsergebnisse der sogenannten JUPITER-Studie, dass unter der Behandlung mit Statinen das Risiko, an Typ 2-Diabetes zu erkranken, um 27 Prozent steigt. Hinzu kommen die bereits bekannten schweren Nebenwirkungen wie Muskelschmerzen, Müdigkeit, Übelkeit und Verdauungsbeschwerden.

Ritalin: Der Wirkstoff Methylphenidat (MPH), besser bekannt unter dem Handelsnamen Ritalin, wird vor allem Kindern mit Aufmerksamkeitsstörung verschrieben. Inzwischen ist bekannt, dass Ritalin das Wachstum beeinträchtigen kann. Die Folge: Die behandelten Kinder bleiben oft kleiner als andere. Weitere mögliche Nebenwirkungen: Schlaflosigkeit, Kopfschmerzen, Nervosität, Angstgefühle, depressive Verstimmungen, Tics, Drehschwindel und Zähneknirschen.

Säureblocker: Die Medikamentengruppe zur Reduzierung der Magensäure wird als Protonenpumpen-Hemmer bezeichnet und vor allem bei Sodbrennen verordnet. Bei längerer Einnahme kann es zu Magnesium- sowie Kalzium- und Kaliummangel mit Krämpfen und Herzrhythmusstörungen führen. Mögliche Ursache: Protonenpumpen-Hemmer blockieren die Mineralaufnahme im Darm. Weitere Nebenwirkungen: Hautreaktionen, Müdigkeit, Schlafstörungen, Schwindel und Kopfschmerzen.

Valium & Co.: Die Wirkung dieser Gruppe von angstlösenden Beruhigungs- und Schlafmitteln geht auf sogenannte Benzodiazepine zurück. Das sind polyzyklische organische Verbindungen mit einem hohen Suchtpotenzial. Schätzungen zufolge sind etwa eine Million Bundesbürger abhängig von dieser Art Medikament. Dennoch werden pro Jahr etwa 230 Millionen Tagesdosen verordnet. Der Missbrauch von Benzodiazepinen führt zu Konzentrationsschwäche, emotionaler Abstumpfung und sozialer Isolation.

Gefährdete Senioren

Laut einer Studie der Technikerkrankenkasse bekommen fast 20 Prozent aller Menschen, die 65 Jahre und älter sind, Medikamente verordnet, die im Alter ungeeignet sind oder gefährliche Neben- oder Wechselwirkungen verursachen können. Das Problem: Im Alter steigt die Zahl der regelmäßig eingenommenen Medikamente und damit auch die Wahrscheinlichkeit, dass die darin enthaltenen Wirkstoffe zu gefährlichen Wechselwirkungen führen. Klarheit bringt ein sogenannter Interaktions-Check.

> 💡 **Tipp 9: Interaktions-Check.** Wenn Sie regelmäßig mehr als ein Medikament einnehmen, ist es ratsam, einen sogenannten Interaktions-Check bei Ihrem Hausarzt durchführen zu lassen. Dabei werden die Wechselwirkungen von Medikamenten analysiert und bewertet. Alternativ können Sie sich in jeder Apotheke und im Internet (Stichwort: Interaktions-Check) über die wichtigsten Wechselwirkungen informieren.

Nachgewiesene Behandlungsfehler

Direkte Behandlungsfehler durch einen Arzt nehmen den geringsten Teil vermeidbarer Todesfälle im Gesundheitswesen ein. Die Medizinischen Dienste der Krankenkassen (MDK) registrierten im Jahr 2015 die vergleichsweise geringe Zahl von 3156 Behandlungsfehlern, die einen direkten Schaden bei den Betroffenen auslösten. 125 der Patienten starben infolge dieser nachgewiesenen Behandlungsfehler. Bis heute existiert jedoch weder eine Meldepflicht noch eine systematische Erfassung.

Behandlungsfehler durch Selbstmedikation

Nicht nur im Heimwerkerbereich herrscht hierzulande eine verbreitete Do-it-yourself-Mentalität – wir verfügen auch über einen ausgeprägten Hang zur Selbstmedikation. Ob aus Zeitmangel oder aus Abneigung gegen Wartezimmer und Praxispersonal – bei Glieder-, Rücken-, Hals- oder Kopfschmerzen gehen wir meist nicht zum Arzt, sondern direkt in eine der gut 20.000 deutschen Apotheken. Dort treffen wir auf Fachpersonal, das eine Vielzahl von frei verkäuflichen Präparaten bereithält. Vor allem Schmerzmittel wie Paracetamol, Aspirin, Ibuprofen und Diclofenac – um gleich die Topseller zu nennen – gehen über den Tresen. Und der Bundesverband der Arzneimittelhersteller freute sich 2015 über eine Milliarde (!) Euro Umsatz in der Gruppe frei verkäuflicher Analgetika. Mehr als manchem Standesvertreter lieb ist. Unter Medizinern wird regelmäßig die Forderung nach einer Verschreibungspflicht für Schmerzmittel laut. Das Argument: Auch rezeptfreie Medikamente können schnell gefährlich werden, zum Beispiel bei Überdosierung, durch die Wechselwirkung mit anderen Präparaten oder durch bewussten Missbrauch. Mögliche Folgen: Magenblutungen, Nieren- oder Leberschäden, Herz-Kreislauf-Erkrankungen, sogar Herzinfarkt und Schlaganfall.

💡 **Tipp 10: Gefahr von Wechselwirkungen berücksichtigen.** Bei gleichzeitiger Einnahme von Mitteln gegen Bluthochdruck oder Blutverdünnern ist die Gefahr besonders hoch. Auch Alkohol gilt als Risikofaktor, der Nebenwirkungen verstärken kann.

💡 **Tipp 11: Kombipräparate meiden.** Experten sind sich einig, dass bei Präparaten mit mehreren Inhaltsstoffen die Gefahr von Wechsel- und Nebenwirkungen steigt. Außerdem ist eine sinnvolle Dosierung der einzelnen Wirkstoffe nicht zu gewährleisten. Die Stiftung Warentest hat Kombipräparate gegen Erkältungen und Schmerzen schon mehrfach getestet und deren Wirkung eher negativ bewertet. Die Verbraucherschützer raten dazu, bei Erkältungen jedes der auftretenden Symptome einzeln zu behandeln.

💡 **Tipp 12: Am vierten Tag zum Arzt!** Halten Beschwerden wie Kopf-, Hals- oder Gliederschmerzen länger als drei Tage an, sollte man zum Arzt gehen. Fieber ist ein Zeichen, dass die Erkältung nicht harmlos ist, und sollte ebenfalls behandelt werden.

Der mündige Patient

Ärzte sind Dienstleister im Gesundheitswesen. Wir bezahlen sie (über unsere Krankenversicherungsbeiträge) dafür, dass sie uns im Krankheitsfall auf bestmögliche Weise zur Genesung verhelfen. Idealerweise handelt es sich dabei um eine Beziehung auf Augenhöhe. Leider halten sich manche, insbesondere ältere Mediziner nach wie vor für »Halbgötter in Weiß«. Sie fühlen sich ihren Patienten überlegen, betrachten kritische Fragen als Zumutung und weigern sich, die Klientel, von der sie leben, als gleichberechtigten Gesprächspartner zu akzeptieren. Meiden Sie solche Ärzte. Fordern Sie eine partnerschaftliche Beziehung und bestehen Sie darauf, ernst genommen zu werden, Sie haben ein Recht darauf!

Was zählt, ist der Patientennutzen

Studien, die eine Verbesserung bestimmter Symptome belegen, wenn ein Medikament oder eine Therapie angewandt wird, sagen noch nichts darüber aus, ob es den Patienten während der Therapie gut geht, welche Nebenwirkungen sie in Kauf nehmen müssen und ob sie im Vergleich zur Placebogruppe eine längere Lebenserwartung haben. Ein Beispiel: Ein Herzmedikament, das den Blutdruck messbar senkt, bringt noch keinen Patientennutzen. Erst wenn Studien belegen, dass auch die Lebenserwartung durch das Medikament steigt, ist ein echter Vorteil gegeben, der die Belastung durch mögliche Nebenwirkungen unter Umständen rechtfertigen kann. Leider sind viele Studien so angelegt, dass sie lediglich auf eine messbare Wirkung abzielen, anstatt den echten Nutzen für den Patienten zu beleuchten. Eine Reduzierung der Blutfettwerte ergibt noch keinen Nutzen, ebenso wenig wie eine Erhöhung der Knochendichte. Denn eine Wirkung bedeutet noch keine Verbesserung. Es kommt darauf an, ob für uns Patienten eine positive Veränderung besteht. Wird der Schmerz verschwinden? Wird die Beweglichkeit wiederhergestellt sein? Wie lange dauert nach einem operativen Eingriff die Rekonvaleszenz und sind Nachbehandlungen (zum Beispiel Physiotherapie) erforderlich? Nur wenn Ihr Arzt Fragen dieser Art ohne Wenn und Aber mit »Ja« beantwortet, ist ein Patientennutzen zu erwarten.

ⓘ STELLEN SIE FRAGEN!

Ihr Arzt ist der Experte. Er verfügt über Spezialwissen und Erfahrung in seinem Bereich. Er wird Ihnen erklären, welche Erkrankung bei Ihnen vorliegt, wie ernst die Angelegenheit ist und welche Maßnahmen zu ergreifen sind. Anschließend sind Sie an der Reihe. Mit Ihren berechtigten Fragen zur vorgeschlagenen Behandlung:

Frage Nr. 1: Was passiert, wenn ich meine Erkrankung den natürlichen Selbstheilungskräften überlasse?

Frage Nr. 2: Welche Erfolge bringt mir die vorgeschlagene Therapie? Welcher konkrete Nutzen ergibt sich daraus für mich?

Frage Nr. 3: Gibt es Studien, die den Erfolg belegen? Welche Qualität haben diese Studien?

Frage Nr. 4: In welchem Zeitraum ist mit diesem Erfolg zu rechnen?

Frage Nr. 5: Mit welchen Nebenwirkungen ist zu rechnen und wie wahrscheinlich ist es, dass diese eintreten?

Frage Nr. 6: Welche Alternativen gibt es zu der vorgeschlagenen Therapie?

✓ Mein Risiko, an einem Behandlungsfehler zu sterben

Aus der Summe Ihrer persönlichen Risikofaktoren ergibt sich Ihr individuelles Gefährdungsprofil. Bitte ankreuzen, was zutrifft:

◯ Sie sind älter als 65 Jahre.

◯ Sie nehmen mehr als vier verschiedene Medikamente täglich ein.

◯ Sie werden sich in der nächsten Zeit einer Operation unterziehen.

◯ Sie leiden unter einer chronischen Krankheit.

◯ Sie vertrauen der Meinung Ihrer behandelnden Ärzte ohne jeden Zweifel.

◯ Sie nehmen regelmäßig ein oder mehrere Medikamente aus der Liste der sieben gefährlichsten Medikamentengruppen ein (siehe in diesem Kapitel Seite 78 ff.).

◯ Sie befinden sich häufiger als einmal pro Monat in ärztlicher Behandlung.

Auswertung: 0 bis 1 Punkt zutreffend = geringes Risiko; 2 bis 4 Punkte zutreffend = mittleres Risiko; 5 bis 7 Punkte zutreffend = erhöhtes Risiko

WIE MAN NICHT AN LUNGENKREBS STIRBT

Risiko-Check

TODESRISIKO:	Todesursache Nr. 6
ERKRANKUNGSRISIKO:	Zweithäufigste Krebserkrankung bei Männern und dritthäufigste bei Frauen Häufigste Krebstodesursache bei Männern und zweithäufigste bei Frauen
NEUERKRANKUNGEN:	54.000 pro Jahr
TODESFÄLLE:	45.000 pro Jahr
TODESFÄLLE MÄNNER:	30.000
TODESFÄLLE FRAUEN:	15.000
ÜBERLEBENSCHANCE:	10 bis 20 Prozent
SCHUTZWIRKUNG VORSORGE:	Gut

(Quelle: Deutsches Krebsforschungszentrum DKFZ und Robert Koch-Institut, Bericht zum Krebsgeschehen in Deutschland 2016)

Fakten-Check

NICHTRAUCHER STEHEN UNTER SCHUTZ

Lungenkrebs zählt zu den häufigsten Krebserkrankungen in Deutschland. Und er führt mit Abstand am häufigsten zum Tod. Die Chance, Lungenkrebs zu überleben, ist erschreckend gering. Fünf Jahre nach der Diagnose leben in Deutschland noch 21 Prozent der Frauen und 16 Prozent der Männer. Nach zehn Jahren sind es nur noch 16 Prozent der Frauen und 12 Prozent der Männer. Das Problem: Lungenkrebs verursacht im frühen Stadium häufig keine Beschwerden und wird deshalb in vielen Fällen erst spät entdeckt. Wie bei allen Krebsarten hängen die Überlebenschancen vom Stadium der Erkrankung ab. Die gute Nachricht: Nichtraucher erkranken sehr selten an dieser gefährlichen Krebsform. Der Grund: Tabakrauch ist und bleibt der Hauptrisikofaktor. Bei Männern sind bis zu neun von zehn, bei Frauen mindestens sechs von zehn Neuerkrankungen auf das aktive Rauchen zurückzuführen. Passivrauchen steigert das Krebsrisiko ebenfalls und trägt maßgeblich zur Schadstoffbelastung von Innenräumen bei. Das mittlere Erkrankungsalter für Lungenkrebs liegt bei 70 Jahren. Der Haken: Bisher wurde keine Erfolg versprechende Maßnahme zur Früherkennung dieser Krebsform entwickelt.

Lebenswichtiger Gasaustausch

Unsere Lungen dienen der Atmung. Die beiden Lungenflügel füllen fast den gesamten Brustkorb aus. Pro Atemzug strömen etwa 0,5 Liter Luft über den Mund oder die Nase in die Luftröhre und weiter über die Bronchien bis hin zu den Lungenbläschen (Alveolen), wo der sogenannte Gasaustausch stattfindet: Energiereicher Sauerstoff wird aufgenommen und über den Blutkreislauf in unseren Organismus transportiert, Kohlendioxid wird abgegeben und ausgeatmet. Dieser Vorgang ist lebenswichtig, denn unser Körper braucht Sauerstoff für die meisten Stoffwechselvorgänge in den Zellen. Das als »Abfallprodukt« entstehende Kohlendioxid hingegen muss entsorgt werden.

Vom ersten bis zum letzten Atemzug

Unsere Atmung ist existenziell. Warum? Ganz einfach: Versagt die Atmung, hören wir auf zu existieren. Unsere gesamte Lebensspanne wird durch die Atemfunktion begrenzt. Sie erstreckt sich vom ersten Einatmen unmittelbar nach der Geburt bis zum sprichwörtlich letzten Atemzug. Kommt es zu einem Atemstillstand, führt dies unabhängig von der Ursache in wenigen Minuten zu einem gefährlichen Sauerstoffmangel im Blut (Hypoxämie) und zum Ausfall wichtiger Vitalfunktionen bis zum Tod durch Ersticken. Schwere Lungenkrankheiten wie Lungenkrebs, Lungenembolie, Lungenentzündung oder ein Lungenemphysem stellen daher eine lebensbedrohliche Gefahr dar.

ⓘ EIN KLEINER TEST: HALTEN SIE MAL DIE LUFT AN!

Halten Sie bitte kurz die Luft an und zählen Sie im Geiste langsam bis fünfzehn (gut trainierte Leser dürfen bis dreißig weiterzählen). Wie fühlt sich das an? Schon nach kurzer Zeit wird es bedrohlich, nicht wahr!? Woran liegt das? Unser Organismus registriert binnen weniger Sekunden, dass etwas nicht stimmt. Noch schlimmer wird es, wenn wir uns verschlucken, furchtbar husten müssen und für einen Moment keine Luft bekommen. So wird erlebbar, wie entscheidend es ist, dass wir ausreichend mit Sauerstoff versorgt werden.

Unsere Atmung geschieht meist ganz von selbst

Im Gegensatz zum Herzschlag können wir die Atmung innerhalb gewisser Grenzen bewusst beeinflussen und steuern. Zum Beispiel indem wir langsam und tief in den Bauch ein- und ausatmen und uns so mit einer Extraportion Sauerstoff versorgen. Doch im Normalfall funktioniert das Atmen unbewusst. Ähnlich wie in einem Flugzeug, das vom Autopilot gesteuert wird und wo der Pilot jederzeit das Steuer übernehmen und so in das automatisierte Geschehen eingreifen kann. Im Normalfall läuft unsere Atmung also in der Funktion »Autopilot«, und ein komplexer Regelkreis sorgt dafür, dass wir uns automatisch mit der notwendigen Menge an Sauerstoff versorgen und ausreichend Kohlendioxid abgeben. Im sogenannten Atemzentrum in unserem Gehirn wird nämlich ständig der Kohlendioxidgehalt des Blutes registriert. Übersteigt dieser Wert eine bestimmte Grenze, zum Beispiel weil wir eine Treppe hochlaufen, schickt das Gehirn den Impuls zur verstärkten Anregung der Atemmuskulatur. Wir atmen häufiger und tiefer, bis die Sauerstoffversorgung und der Kohlendioxidabtransport sich der neuen Belastungssituation angepasst haben.

Atmung versorgt mit Lebensenergie

Tiefe ruhige Atmung fördert die Durchblutung, regt den Stoffwechsel in den Zellen an und baut Stress ab. Außerdem versorgen wir unseren Organismus mit einer Extraportion Energie. Eine flache Atmung hingegen, die sich häufig bei sitzender Bürotätigkeit einstellt und über Stunden beibehalten wird, kann zu Müdigkeit und Kopfschmerzen führen. In der fernöstlichen Medizin, insbesondere im Hinduismus, nimmt die Atmung eine Schlüsselstellung ein (Prana = Lebenskraft). Und der berühmte Schweizer Arzt und Philosoph Paracelsus schrieb: »Das Kraut des Internisten und das Messer des Chirurgen heilen von außen, der Atem heilt von innen.«

💡 Tipp 1: Atemübung:

— Suchen Sie sich eine bequeme Sitzgelegenheit. Wer mag, kann sich auch im Schneidersitz auf den Teppich setzen. Nehmen Sie dabei eine aufrechte Haltung mit geradem Rücken ein.

— Legen Sie Ihre Hände flach auf den Bauch und atmen Sie tief und bewusst ein. Anschließend atmen Sie langsam und fließend aus. Versuchen Sie, das Heben und Senken Ihres Bauchs beim Ein- und Ausatmen zu spüren. Fahren Sie für ein paar Atemzüge so fort.

— Legen Sie Ihre Hände nun auf die unteren Rippen, damit Sie deren seitliches Ausdehnen und Zurückziehen fühlen können, und fahren Sie für ein paar Atemzüge so fort.

— Nun legen Sie Ihre Hände auf den oberen Brustkorb unterhalb der Schlüsselbeine. Spüren Sie jetzt dem Heben und Senken des oberen Brustkorbs und der leichten Dehnung des Rückens nach, ohne die Schultern hochzuziehen.

— Nehmen Sie die flachen Hände zurück auf den Bauch und lassen Sie Ihren Atem für ein paar tiefe bewusste Atemzüge weiter fließen, bevor Sie die Übung beenden.

ℹ️ SAUERSTOFF: EIN ZWEISCHNEIDIGES ELEMENT. ÜBER FREIE RADIKALE UND ANTIOXIDANTIEN

Sauerstoff ist lebenswichtig. Doch die Reaktionsfreudigkeit dieses Elements macht es gleichzeitig zu einer potenziellen Gefahr. Molekularer Sauerstoff bildet nämlich die Grundlage für die Entstehung sogenannter Freier Radikale in unseren Zellen. Diese kurzlebigen Molekülfragmente stehen im Verdacht, für den Alterungsprozess und zahlreiche Erkrankungen verantwortlich zu sein. Hier haben die sogenannten Antioxidantien eine wichtige Aufgabe. Das sind chemische Verbindungen, die eine Oxidation, also eine Reaktion mit Sauerstoff, hemmen oder ganz verhindern. Durch diese Fähigkeit haben Antioxidantien eine wichtige Funktion als sogenannte Radikalefänger. Das heißt: Antioxidantien blockieren Freie Radikale, die zu schädlichem oxidativem Stress führen. Das ist gut so, denn Freie Radikale sind besonders reaktionsfreudige Moleküle, die wir über Umweltgifte, Zigarettenrauch, Alkohol und UV-Strahlung aufnehmen und die in unserem Stoffwechsel chemische Kettenreaktionen auslösen, die wiederum unsere Zellen angreifen. Dieser oxidative Stress schädigt unseren gesamten Organismus. Zum Glück weiß sich unser Körper zu schützen. Antioxidantien wie Vitamin C, Vitamin E und Carotinoide sind in der Lage, Freie Radikale chemisch zu entschärfen und dadurch unschädlich zu machen. Eine gesunde Ernährung mit Lebensmitteln, die reich an antioxidativ wirkenden Stoffen sind, gilt als effektiver Schutz vor Herz-Kreislauf-Erkrankungen und bestimmten Krebsformen. Von der Einnahme isolierter, hoch dosierter Antioxidantien in Form von Nahrungsergänzungsmitteln raten Ernährungswissenschaftler jedoch ab. Für Beta-Carotin und Vitamin E ergaben sich sogar Hinweise, dass große Mengen im Rahmen der Therapie von Krebserkrankungen eher schädlich wirken. Stattdessen wird eine regelmäßige Versorgung mit Obst und Gemüse empfohlen.

Prävention:
Wie Sie nicht an einer Lungenkrankheit sterben

💡 **Tipp 2: Bewegung.** Sportliche Betätigung kräftigt die Lunge und steigert das Atemvolumen. Durch regelmäßiges Training, am besten an der frischen Luft, erhöht sich die Anzahl der roten Blutkörperchen, das Blut kann mehr Sauerstoff aufnehmen und zu den Zellen transportieren. Außerdem wird durch Sport die Muskulatur gestärkt, was auch für die Atemmuskulatur gilt. Die Folge ist eine bessere Ventilation der Lunge und ein effektiverer Gasaustausch. Das Ergebnis: Die Leistungsfähigkeit und Effizienz der Lungenfunktion wird verbessert.

💡 **Tipp 3: Das Rauchen aufgeben.** 91 Prozent aller männlichen und 65 Prozent aller weiblichen Lungenkrebspatienten sind Raucher. Je länger der Tabakkonsum anhält und je mehr Zigaretten pro Tag geraucht werden, desto höher ist das Erkrankungsrisiko. Sollten Sie Raucher sein, wäre der Entschluss, damit aufzuhören, eine der effektivsten Maßnahmen, um »nicht zu sterben«, zumal neben dem Lungenkrebs weitere Tumorerkrankungen und andere lebensbedrohliche Krankheiten wie Herzinfarkt und Schlaganfall durch das Rauchen gefördert werden. **Aber:** Besser als das Rauchen aufzuhören ist es, mit dem Nichtrauchen anzufangen und sich vom ersten Tag an als Nichtraucher zu fühlen. Raucher, die jeden Tag zählen, den sie nikotinfrei durchhalten, zählen oftmals nur die Tage, bis sie schwach werden und wieder mit dem Laster beginnen. Die meisten Krankenkassen bieten kostenlose Nichtraucherprogramme für ihre Versicherten an.

💡 **Tipp 4: Passivrauch meiden.** Seit Inkrafttreten der strengeren Nichtraucherschutzgesetze hat sich die Situation deutlich verbessert. Rauchen ist in Kneipen, Restaurants, Festzelten, geschlossenen Sportstadien, Schulen und auf Spielplätzen grundsätzlich verboten. Da die Regelungen auch für Arbeitsplätze gelten, wird in Büros ebenfalls nicht mehr geraucht, denn jeder deutsche Arbeitnehmer hat einen gesetzlichen Anspruch auf einen rauchfreien Arbeitsplatz. Eine ernst zu nehmende Belastung kann das häusliche Umfeld sein, wenn dort geraucht wird. Für nichtrauchende Familienmitglieder stellt der Zigarettenqualm nämlich eine tödliche Gefahr dar. Experten gehen davon aus, dass Passivrauch hierzulande etwa 3300 Nichtrauchern pro Jahr das Leben kostet. Verantwortungsbewusste Raucher nehmen diese Tatsache zum Anlass, auf Terrassen und Balkonen zu rauchen. Positiver Nebeneffekt: Der Zigarettenkonsum geht automatisch etwas zurück.

💡 **Tipp 5: Grippeimpfung für Ältere.** Die Angaben zu den jährlichen Todesfällen durch Grippeviren schwanken stark. Das hängt zum einen von der Gefährlichkeit der jeweiligen Erreger ab, zum anderen von der Schutzwirkung der daran mehr oder weniger gut angepassten Impfstoffe. Ein weiterer Grund liegt in der Methodik begründet. Irrwitzig hohe Zahlen entstehen, wenn – wie geschehen – die statistisch erfassten Todesfälle des Winterhalbjahrs vom Sommerhalbjahr abgezogen werden. Als würde jeder Todesfall, der sich im Winter ereignet, grippebedingt auftreten. Realistisch betrachtet ist im Durchschnitt mit etwa

10.000 Todesfällen pro Grippesaison zu rechnen. Bei älteren Menschen, die an einer Infektion der Atemwege erkranken, droht prinzipiell eine Lungenentzündung als schwere Komplikation, die häufig zum Tod führt. Die ständige Impfkommission (STIKO) des Robert Koch-Instituts empfiehlt die Influenzaimpfung daher für Menschen ab 60 Jahren (siehe auch Kapitel »Infektionen« ab Seite 57).

💡 **Tipp 6: Atemschutz.** Heimwerker, aufgepasst! Feinstaub, egal welcher Art, stellt eine Belastung für unsere Lungen dar. Ob beim Flexen mit einem Winkelschleifer, Sägen mit der Handkreissäge oder dem Beseitigen von Schimmelbefall: Verwenden Sie eine Atemschutzmaske geeigneter Qualität. Bei der Arbeit mit Lackfarben oder Chemikalien ist eine Gasmaske erforderlich. Lassen Sie sich im Baumarkt beraten.

💡 **Tipp 7: Seeluft.** Ein ausgedehnter Spaziergang am Meer – zum Beispiel an der Nord- oder Ostsee – wirkt wie eine kleine Lungenkur. Denn die salzhaltigen Aerosole, die das Meer in Brandungsnähe versprüht, wirken wie ein natürliches Inhalatorium auf die Atemwege. Die größeren Tropfen bleiben in den oberen Atemwegen, die kleineren Tröpfchen mit winzigen Salzpartikeln werden bis in die kleinsten Verzweigungen der Bronchien transportiert. Dort wirkt der Salzanteil der Seeluft entzündungshemmend, auch chronischer Hustenreiz lässt nach.

Lungenkrebs = Raucherkrebs

Der Begriff Krebs beschreibt eine Gruppe von sehr unterschiedlichen Krankheitsbildern, die jedoch eine Gemeinsamkeit verbindet: die unkontrollierte Teilung von Zellen eines Organs oder Gewebes (siehe auch Info-Element zur Krebsentstehung im Kapitel »Darmkrebs« ab Seite 107). Auf diese Weise bildet sich eine Geschwulst (ein Tumor). Wenn es sich bei dem Ausgangspunkt dieser Wucherung um Zellen eines bestimmten Organs wie der Lunge handelt, spricht man von einem soliden Tumor. Solide Tumoren können gutartig (benigne) oder bösartig (maligne) sein. Lungenkrebs gehört zu den bösartigen soliden Tumoren, die dadurch gekennzeichnet sind, dass sie sich der normalen Wachstumskontrolle unseres Organismus entziehen und vermehren. Dabei wachsen die Krebszellen in umliegendes Gewebe, verdrängen und zerstören es. Im weiteren Verlauf der Erkrankung können Krebszellen über Blutbahn und Lymphgefäße in andere Organe des Körpers eindringen und sich dort weiter vermehren. So entstehen Tochtergeschwülste, sogenannte Metastasen. Auch beim Lungenkrebs kann es zur Bildung von Metastasen kommen, zum Beispiel in Lymphknoten, im Gehirn oder den Knochen.

Je eher die Krankheit diagnostiziert und behandelt wird, desto geringer ist die Wahrscheinlichkeit, dass der Krebs bereits gestreut hat.

Trotz dieser bedrohlichen Tatsachen ist die Prävention relativ einfach, denn der absolut dominierende Risikofaktor für ein Lungenkarzinom ist das Rauchen. Und auch Passivrauchen erhöht das Risiko. Andere Faktoren spielen eine vergleichsweise untergeordnete Rolle. Etwa 9 bis 15 von 100 Lungenkrebsfällen werden auf andere krebserregende Stoffe zurückgeführt, darunter Asbest, polyzyklische aromatische Kohlenwasserstoffe (entstehen beim Räuchern, Braten, Grillen und bei der Verbrennung fossiler Energieträger) sowie Quarz- und Nickelstäube.

Steigendes Risiko für Frauen

Interessant: Die Erkrankungs- und Sterberaten entwickeln sich bei Männern und Frauen gegenläufig. Seit Ende der 1990er- Jahre stiegen sie bei den Frauen kontinuierlich an, wohingegen die Raten der Männer im gleichen Zeitraum zurückgingen. Kein Wunder, denn bereits seit Längerem haben sich die Rauchgewohnheiten beider Geschlechter verändert. Während der Tabakkonsum bei Männern in den letzten Jahrzehnten rückläufig war, stieg er bei Frauen an.

Präventive Untersuchungen nur für Risikogruppen von Nutzen

Studien haben gezeigt: Weder regelmäßige Röntgenuntersuchungen oder Untersuchungen von Zellen in ausgehustetem Bronchialsekret (die sogenannte Sputum-Zytologie) noch Untersuchungen von Tumormarkern im Blut wirken sich messbar auf die Sterblichkeitsrate aus. Hinzu kommt: Jede Röntgenuntersuchung bedeutet eine Strahlenbelastung, die wiederum zu einem erhöhten Krebsrisiko führt. Hoffnung macht eine Studie aus den USA, in der bei Menschen mit hohem Lungenkrebsrisiko regelmäßig Computertomografien (CT) mit niedriger Strahlenbelastung durchgeführt wurden. Auf diese Weise konnte eine größere Anzahl von Lungenkarzinomen entdeckt werden. Zudem war die Zahl der im Untersuchungszeitraum an Lungenkrebs verstorbenen Patienten in der Computertomografie-Gruppe geringer als in der Vergleichsgruppe, die lediglich geröntgt wurde. Eine deutsche Studie bestätigt diese Ergebnisse. Die Mediziner stellten darüber hinaus fest, dass durch die CT-Diagnostik weniger falschpositive Befunde gestellt werden. Bisher werden solche Vorsorgemaßnahmen für Risikoträger jedoch von den Krankenkassen nicht finanziert. Starke Raucher, für die eine solche Präventionsmaßnahme lebenswichtig sein kann, müssen die Kosten von etwa 140 Euro aus eigener Tasche bezahlen.

Umweltfaktoren: Risiko durch natürliches Edelgas

Radon ist ein radioaktives Edelgas. Das Zerfallsprodukt von Uran ist geruch- und geschmacklos und kommt natürlicherweise in Gegenden mit hohem Uran- oder Thoriumgehalt im Boden vor, zum Beispiel im Erzgebirge, im Fichtelgebirge, im Thüringer Wald, im Schwarzwald und im Bayerischen Wald. Radon sorgt weltweit für die größte natürliche Strahlenbelastung des Menschen. Über den Boden von Baugrundstücken kann das Gas in

Wohngebäude und damit in die Raumluft gelangen. Das Problem: Radon zählt neben dem Rauchen zu den größten Risiken, an Lungenkrebs zu erkranken. Wer sich über Jahre hinweg in Räumen mit einem hohen Radonanteil in der Luft aufhält, lebt gefährlich. Etwa 5 Prozent aller Lungenkrebsfälle sind auf Radon zurückzuführen. Für rund 10 Prozent aller Häuser in Deutschland stellt die Radonkonzentration ein gesundheitliches Risiko dar. Das Bundesamt für Strahlenschutz gibt eine simple Empfehlung: Regelmäßiges Lüften kann die Belastung deutlich senken. Wo die Radonkonzentration in Deutschland besonders hoch ist und wie man sich vor dem Gas schützen kann, erfahren Sie beim Bundesamt für Strahlenschutz (www.bfs.de) unter dem Stichwort »Radon«. Übrigens: Für Raucher potenziert sich das Risiko, an Lungenkrebs zu erkranken, überproportional, wenn sie zusätzlich einer erhöhten Radonkonzentration ausgesetzt sind.

Tipp 8: Mit Hilfe der »Radonkarte« auf der Internetseite des Bundesamtes für Strahlenschutz können Sie feststellen, ob Sie in einer Gegend mit erhöhter Radonkonzentration im Boden leben, um gegebenenfalls Messungen vornehmen zu lassen. Diese Messungen kosten etwa 30 bis 40 Euro und werden mithilfe von kleinen Geräten, sogenannten Radon-Exposimetern, durchgeführt, die für einige Monate in unterschiedlichen Räumen aufgestellt werden.

⊘ Mein Risiko, an einer Lungenkrankheit zu sterben:

Aus der Summe Ihrer persönlichen Risikofaktoren ergibt sich Ihr individuelles Gefährdungsprofil. Bitte ankreuzen, was zutrifft:

○ Sind Sie seit mehr als zehn Jahren Raucher?

○ Haben Sie chronischen Husten (sogenannten Raucherhusten)?

○ Sind Sie beruflich einer erhöhten Luftverschmutzung durch Staub, Lösungsmittel oder andere schädliche Stoffe ausgesetzt (Baugewerbe, Lackierer, Automechaniker, Koch)?

○ Wohnen oder arbeiten Sie in einer Gegend mit hohem Verkehrsaufkommen?

○ Sind Sie seit vielen Jahren Passivraucher?

○ Leidet oder litt Ihre Mutter an einer Lungenkrankheit?

○ Leidet oder litt Vater an einer Lungenkrankheit?

Auswertung: 0 bis 1 Punkt zutreffend = geringes Risiko; 2 bis 4 Punkte zutreffend = mittleres Risiko; 5 bis 7 Punkte zutreffend = erhöhtes Risiko

WIE MAN NICHT AN DEMENZ ERKRANKT

Risiko-Check

TODESRISIKO:	Todesursache Nr. 7
NEUERKRANKUNGEN:	300.000 pro Jahr
NEUERKRANKUNGEN FRAUEN:	70 Prozent
NEUERKRANKUNGEN MÄNNER:	30 Prozent
TODESFÄLLE:	36.000 pro Jahr
TODESFÄLLE FRAUEN:	22.000
TODESFÄLLE MÄNNER:	14.000
ÜBERLEBENSCHANCE:	0 Prozent
SCHUTZWIRKUNG VORSORGE:	schwach

(Quelle: Statistisches Bundesamt, Deutsche Alzheimer Gesellschaft e.V.)

Fakten-Check

HAUPTRISIKO IST DAS ALTER

Demenzerkrankungen sind gekennzeichnet durch einen Verlust von kognitiven, emotionalen und sozialen Fähigkeiten. Betroffen sind vor allem das Kurzzeitgedächtnis, das Denkvermögen, die Sprache und die Motorik. Die Ursache: eine krankhafte Veränderung der Nervenzellen, die zu einer dauerhaften Schädigung des Gehirns führt. Demenzerkrankungen sind eine Alterserscheinung. Während in der Altersgruppe der 65- bis 69-Jährigen nur 1 Prozent erkranken, sind bei den über 90-Jährigen bereits rund 40 Prozent betroffen. Frauen trifft es häufiger als Männer, was im Wesentlichen an ihrer höheren Lebenserwartung liegt. Etwa 1,5 Millionen Deutsche leiden derzeit an einer Demenzerkrankung. Experten gehen davon aus, dass sich diese Zahl bis zum Jahr 2050 auf 3 Millionen verdoppeln wird. Als häufigste Form der Demenz gilt die Alzheimer-Erkrankung (auch Alzheimer-Demenz). Sie macht Schätzungen zufolge etwa 60 Prozent der Demenzerkrankungen aus. Weitere je 15 Prozent sind Folge entweder einer Mischform aus

Alzheimer und einer gefäßbedingten (vaskulären) Hirnschädigung oder beruhen auf rein vaskulären Hirnschäden. Den übrigen 10 Prozent liegen andere Ursachen wie die Parkinson-Erkrankung zugrunde.

> ⓘ **BLUTDRUCK BEHANDELN HEISST DEMENZ VORBEUGEN**
> Neue Forschungsergebnisse deuten darauf hin, dass die Zahl der Demenzerkrankungen doch nicht so stark ansteigen könnte, wie bisher angenommen. Auf der Jahreskonferenz der American Association for the Advancement of Science (AAAS) in Washington wurde kürzlich berichtet, dass das Demenzrisiko für den Einzelnen sogar gesunken ist. Mögliche Gründe: eine frühe und wirkungsvolle Therapie bei Bluthochdruck und – die Überraschung – ein höherer Bildungsgrad.

Faktor Bildung

Besonders interessant sind die Ergebnisse der sogenannten Framingham Heart Study. Im Zeitraum von 1977 bis 1983 hatten Teilnehmer im Alter über 60 Jahren ein Risiko von 3,6 Prozent, binnen fünf Jahren an Demenz zu erkranken. Rund 25 Jahre später war das Risiko in der gleichen Altersgruppe auf 2 Prozent gesunken. Im gleichen Zeitraum stieg auch das durchschnittliche Alter, in dem die Demenz diagnostiziert wurde, nämlich von 80 auf 85 Jahre. Und jetzt das Erstaunliche: Das Risiko sank nur für Teilnehmer, die einen höheren Bildungsgrad hatten.

Vor den Schädigungen im Gehirn, die zu Demenzerkrankungen führen, schützt ein hoher Bildungsstand nicht. Doch er hilft offenbar, die Probleme für einen längeren Zeitraum zu kompensieren. Denkbare Ursache: Breit angelegtes Wissen bietet unserer netzwerkartig organisierten Hirnstruktur ausreichende Alternativen, wenn Teile davon Schaden erleiden. Fehler in einem engmaschigen Netz haben schließlich geringere Auswirkungen als in einer groben Struktur. Ein steigendes Bildungsniveau stellt somit eine Art strukturelle Schutzmaßnahme dar.

ⓘ DIE SIEBEN RISIKOFAKTOREN FÜR DEMENZ

Diese Risikofaktoren sind für jeden dritten Fall von Alzheimer-Demenz verantwortlich:

- Diabetes
- Bluthochdruck
- Depression
- Übergewicht
- Mangel an Bewegung
- Tabakkonsum
- Geringes Bildungsniveau

ⓘ WAS IST ALZHEIMER?

60 Prozent aller Demenzerkrankungen entfallen auf Alzheimer. Wie äußert sich diese Erkrankung? Die Symptome der Alzheimer-Demenz werden durch einen fortschreitenden Verlust von Nervenzellen hervorgerufen. Dabei kann sich das Gehirnvolumen um bis zu 20 Prozent verkleinern. Im fortgeschrittenen Krankheitsstadium kann diese Schrumpfung durch bildgebende Verfahren wie Magnetresonanztomografie (MRT) sichtbar gemacht werden. Der Verlust von Nervenzellen tritt in der gesamten Hirnstruktur auf. Dadurch wird die Kommunikation zwischen den Nervenzellen und Hirnregionen nach und nach zerstört. Die Störung der Informationsverarbeitung zeigt sich bei Betroffenen in zunehmendem Gedächtnisverlust. Parallel zum Absterben der Nervenzellen bilden sich nun vermehrt Eiweißbruchstücke, die sich in Form von winzigen Fasern im Gehirn ablagern. Weitere alzheimertypische Eiweißablagerungen sind zwischen den Nervenzellen entstehende Plaques. Bei vielen Patienten lagern sie sich in der Wand kleiner Blutgefäße ab und verschlechtern deren Durchlässigkeit. Die Folge: Es kommt zu Störungen der Sauerstoff- und Energieversorgung des Gehirns, was die kognitiven Fähigkeiten der Patienten weiter verschlechtert. Die Ursachen und Mechanismen der hier beschriebenen Krankheitsprozesse sind allerdings weitgehend ungeklärt und Gegenstand der aktuellen Alzheimer-Forschung.

Der Verlauf der Alzheimer-Krankheit wird in drei Stufen unterteilt.

Leichtgradige Demenz: In diesem frühen Stadium ist vor allem das Kurzzeitgedächtnis beeinträchtigt. Die Betroffenen haben Probleme, dem Inhalt und Verlauf von Gesprächen zu folgen, und »verlegen« häufig Gegenstände des täglichen Gebrauchs wie Brillen, Fernbedienungen usw. Hinzu kommen Störungen im planenden Denken, Wortfindungs- und Orientierungsstörungen. Alzheimer-Kranke erkennen ihre Defizite und kompensieren oder überspielen sie häufig. Je nach Persönlichkeitsstruktur reagieren die Erkrankten depressiv, aggressiv, abwehrend oder mit Rückzug. Sie versuchen, eine »Fassade« aufrechtzuerhalten. Die Fähigkeiten, Urteile zu fällen und Probleme zu verstehen, sind jedoch nur wenig eingeschränkt. Daher sollten leichtgradig demente Personen an allen Entscheidungen bezüglich ihrer Behandlung und Betreuung beteiligt werden.

Mittelschwere Demenz: Der zunehmende Verlust von Gedächtnis, Denkvermögen und Orientierungsfähigkeit führt dazu, dass eine selbstständige Lebensführung nicht mehr möglich ist. Einfache Aufgaben des täglichen Lebens wie Einkaufen, Kochen oder die Körperpflege können ohne Hilfe nicht mehr bewältigt werden. Auch das Sprachvermögen nimmt in dieser Phase deutlich ab. Die Erinnerungen an lang zurückliegende Ereignisse verblassen, sodass nahe Angehörige und Freunde nicht mehr erkannt werden. Das Bewusstsein für das eigene Kranksein geht weitgehend verloren. Häufig sind eine starke Unruhe, Gereiztheit und aggressives Verhalten zu beobachten. Typisch sind irrationale Befürchtungen, wie etwa die Vorstellung, bestohlen worden zu sein.

Schwere Demenz: Durch den fast vollständigen geistigen Abbau hat sich das Sprachvermögen auf wenige Wörter reduziert oder ist ganz versiegt. Die Demenzkranken sind in dieser letzten Phase zum Pflegefall geworden. Meist geht die Kontrolle über Blase und Darm sowie über die Körperhaltung verloren. Viele brauchen einen Rollstuhl oder werden bettlägerig. Es können Versteifungen in den Gliedmaßen, Schluckstörungen und Krampfanfälle auftreten.

Wieso stirbt man an einer Demenzerkrankung?

Eine fortgeschrittene Demenzerkrankung führt früher oder später zum Tod des Erkrankten. Neben dem mentalen Verfall wird auch der körperliche Zustand immer gebrechlicher. In diesem letzten Stadium ist eine durchgehende Betreuung notwendig, die meist in einem Pflegeheim oder einem Hospiz stattfindet. Die Betroffenen können am Ende nicht mehr richtig kauen, schlucken und atmen. Häufig kommt es zu Lungenentzündungen oder anderen Infektionen, die dann zum Tod führen.

Stress fördert das Alzheimer-Risiko

Studien zeigen, dass Stress das Risiko erhöhen kann, an Alzheimer zu erkranken. Ein Beispiel: Im Rahmen des sogenannten »Memory and Aging Project« des Rush University Medical Center, Chicago, wurden 1000 Senioren auf ihre Stressanfälligkeit untersucht. Das Ergebnis: Teilnehmer, die zu psychischem Stress neigen, erkranken mit einer mehr als doppelt so hohen Wahrscheinlichkeit an Alzheimer-Demenz als solche, die nicht so stressanfällig sind (siehe auch Tipp 2 im Kapitel »Schlaganfall« auf Seite 52).

Geduld und Zuneigung: Die Angehörigen sind gefordert

Der Umgang mit einer dementen Person verlangt Angehörigen viel ab. Auch und besonders deshalb, weil wir mit unseren Eltern oder Großeltern emotional stark verbunden sind. Ihren geistigen Verfall zu begleiten stellt eine große Herausforderung dar. Die folgenden Empfehlungen können helfen, diese Aufgabe leichter zu machen.

Tipp 1: Geduld. Klingt einfach, ist jedoch ziemlich schwierig. Denn bei fortgeschrittener Erkrankung können Demenzpatienten ganz schön anstrengend sein. Sie verstehen alles falsch, machen seltsame Dinge, stellen immer wieder dieselben Fragen. Man hat das Gefühl, dass sie einen in den Wahnsinn treiben. Vergegenwärtigen Sie sich, dass keine böse Absicht, sondern reines Unvermögen dahintersteht. Bleiben Sie geduldig, nachgiebig und liebevoll. Zuneigung ist jetzt die einzige Währung, die zählt.

Tipp 2: Schulung. Belegen Sie einen Kurs zum Umgang mit Demenzkranken. Solche Schulungen werden zum Beispiel über die Volkshochschulen und Pflegekassen angeboten. Hinweise finden Sie auf www.wegweiser-demenz.de, einem Angebot des Ministeriums für Familie, Senioren, Frauen und Jugend. Hier finden Sie auch Informationen über Selbsthilfegruppen in Ihrer Nähe.

💡 **Tipp 3: Soziale Kontakte.** Einsamkeit und sozialer Rückzug beschleunigen den geistigen Abbau bei einer Alzheimer-Erkrankung. Die Kontakte zu Familie und Freunden sollten daher möglichst lange aufrechterhalten werden. Feste Besuchszeiten bieten dem Erkrankten eine gute Orientierung und geben seinem Leben Struktur.

💡 **Tipp 4: Geistige Aktivität.** Unser Gehirn funktioniert wie ein Muskel, es muss trainiert werden, um gute Leistungen zu erbringen – das gilt auch für das durch eine Demenz in Mitleidenschaft gezogene Organ! Demente sollten daher ihren Fähigkeiten entsprechend gefordert werden.

💡 **Tipp 5: Überforderung vermeiden.** Geistige Anregung ist gut, Überforderung hingegen kontraproduktiv. Vermeiden Sie, den Erkrankten mit seinem Unvermögen zu konfrontieren. Das gilt auch für fremde Umgebungen. Planen Sie zum Beispiel eine Kurzreise lieber an einen bereits bekannten Ort, statt ein neues Ziel anzusteuern. Demente geraten leicht in Stress, wenn sie einem Problem nicht gewachsen sind, und reagieren dann oftmals besonders verwirrt. Mögliche Folge: Frustration, Schuldgefühle oder Aggressionen. Das gilt es zu vermeiden.

💡 **Tipp 6: Pflege.** Machen Sie sich rechtzeitig Gedanken zum Thema Pflege. Entwickeln Sie keinen falschen Ehrgeiz, möglichst lange ohne externe Hilfe klarzukommen. Überforderte Angehörige sind keine gute Hilfe für die Betroffenen. Infrage kommen die Unterbringung in einem Pflegeheim oder ein Pflegedienst, der die häusliche Versorgung übernimmt. Ein guter Hausarzt wird Sie bei dieser Entscheidung kompetent beraten können.

Gehirnjogging hilft tatsächlich!

Risikofaktoren und Präventionsmöglichkeiten für Demenzerkrankungen gleichen denen für Herz-Kreislauf-Erkrankungen (siehe auch ab Seite 23). Darüber hinaus gibt es jedoch noch eine weitere Möglichkeit: das gezielte Training unseres Gehirns. Regelmäßiges Üben kann nämlich die geistige Leistungsfähigkeit, Aufmerksamkeit und Konzentration verbessern. Doch viele Menschen haben eine falsche Vorstellung davon, wie man sein

Gehirn trainieren sollte. Reproduktive Leistungen wie das Aufsagen von Gedichten oder das Ausfüllen von Kreuzworträtseln bringen wenig. Experten halten solche Routineaufgaben sogar für eher kontraproduktiv, wenn es um die Steigerung der geistigen Leistungsfähigkeit geht. Es kommt vielmehr darauf an, neue, ungewohnte Herausforderungen zu meistern. Bedienen Sie zum Beispiel Ihre Computermaus für eine Weile mit der linken Hand, ziehen Sie sich am Morgen mit geschlossenen Augen Ihre Kleidung an oder lesen Sie einen auf den Kopf gestellten Text. Noch besser ist eine Kombination aus Gehirntraining und Bewegung im Freien, denn unser Gehirn verbraucht sehr viel Sauerstoff. Eine Studie der Universität Erlangen belegt, dass die Kombination aus Gedächtnis- und Bewegungstraining dem Hirnalterungsprozess entgegenwirkt. Der Grund: Bewegung regt den Hirnstoffwechsel an und fördert so die Verarbeitung intellektueller Aufgabenstellungen. Geistig-körperliche Aktivität bewirkt sogar den Aufbau zusätzlicher neuronaler Verbindungen im Gehirn und führt wahrscheinlich sogar zur Bildung neuer Hirnzellen. Bereits zehn Minuten täglich können die Merkfähigkeit und Konzentrationskraft spürbar verbessern.

> Tipp 7: Einkaufsliste im Wald:
> — Suchen Sie sich im Laufe Ihres nächsten Waldspaziergangs ein paar handliche Objekte. Zum Beispiel ein Stück Holz, einen Stein, ein Stück Moos, eine Kastanie und einen Tannenzapfen. Das Besondere dabei: Sie bewegen sich vorsichtig im Rückwärtsgang, bis Sie ein geeignetes Objekt entdeckt haben. Im ersten Schritt merken Sie sich nun genau die Fundstelle (unter einem Baum, an einer Wegbiegung etc.). Dann nehmen Sie das Objekt mit allen Sinnen wahr (Form, Farbe, Geruch). Nun verbinden Sie es noch mit einem Lebensmittel, das sie bei Ihrem nächsten Einkauf im Supermarkt erwerben wollen. Jetzt erst gehen Sie – rückwärts – weiter, bis Sie das nächste Objekt entdecken, siehe oben ...

- Suchen Sie sich anschließend einen ruhigen Platz. Gehen Sie vor dem inneren Auge Ihren »Merkspaziergang« noch einmal durch. Fangen Sie jedoch von hinten an und rollen Sie die Stationen und die zugeordneten Lebensmittel bis zum Anfang auf.

Achtung: Für bereits an einer Demenz Erkrankte stellt diese Übung wahrscheinlich eine Überforderung dar. Für diese Menschen ist die spielerische Förderung der Erinnerung mittels Gesprächen, Fotos oder Texten geeigneter.

Ein Selbsterfahrungsbericht

»Altwerden ist nichts für Feiglinge«

Ein hohes Alter allein ist als Ziel nicht ausreichend. Denn das Leben soll möglichst auch jenseits der 80er-Marke lebenswert bleiben. Eine alte Tante von mir wurde 1932 geboren und erfreut sich recht guter Gesundheit. Klar plagen sie ein paar Zipperlein und sie klagt oft darüber, dass ein Großteil ihrer Geschwister, engsten Freunde und Weggefährten bereits verstorben ist. Das betrübt sie und gibt ihr ein Gefühl von Einsamkeit. Ich ermutige sie dann, diesen Umstand als »Nebenwirkung« eines langen Lebens zu betrachten und noch ein Weilchen bei uns zu bleiben. »Altwerden«, pflegt sie gern zu sagen, »ist nichts für Feiglinge.« Als ich bei meiner Tante die ersten Symptome einer beginnenden Altersdemenz wahrnam, stellte ich mir die Frage: Ist es wirklich notwendig, eine alleinstehende 85-jährige Dame, die ihren eigenen Haushalt führt, mit so einer Diagnose zu konfrontieren? Keine leichte Entscheidung. Einerseits ermöglicht ein offenes Eingeständnis solch einer Erkrankung auch einen entspannteren Umgang mit dem ganzen Thema – Tabuisierung und Verdrängung sind schließlich selten eine gute Lösung. Doch ich merke auch, welches Geschick sie an den Tag legt, ihre zunehmende Vergesslichkeit durch Tagebuchnotizen, diverse Merkzettel und Kalendereinträge zu kompensieren. Maßnahmen, die erfolgreich zu ihrer Alltagsbewältigung beitragen. Außerdem ist die Fähigkeit zu verdrängen schließlich auch ein wichtiger Schutzmechanismus unserer Psyche. Dürfen wir uns darüber einfach hinwegsetzen? Die Diagnose »Demenz« kann schließlich erhebliche Ängste auslösen und sogar zu Depressionen führen. Die Tante selbst nennt es »Tüddeligkeit«, wenn sie mal wieder vergisst, wie das mit der Fernbedienung ihres TV-Gerätes funktioniert, oder wenn die EC-Karte auf einmal verschwunden ist (der Automat, der die Kontoauszüge druckt, hatte die Karte eingezogen, nachdem meine Tante sie dort vergessen hat). »Tüddeligkeit« ist in unserem Sprachgebrauch so zum Synonym für eine beginnende Demenz geworden, und wenn ich sage: »Tantchen, du wirst langsam tüddelig«, dann entgegnet sie: »Altwerden ist eben nichts für Feiglinge, mein Junge.«

Demenz und Selbstmordgefahr

Etwa 90 Prozent aller Selbsttötungen geht eine psychische Störung voraus (siehe auch Kapitel »Suizid« ab Seite 144). Ein wesentlicher Risikofaktor für einen Suizid im höheren Alter ist eine depressive Erkrankung. Zum Glück treten Selbsttötungen bei Menschen mit Demenz nicht häufiger auf als im Bevölkerungsdurchschnitt. Die Gründe: Eine Demenz trübt einerseits die Wahrnehmung der eigenen Defizite und erschwert es andererseits, eine Suizidhandlung zu planen und auszuführen. Hinzu kommt, dass der schleichende Fortschritt einer Demenzerkrankung es vielen Betroffenen ermöglicht, sich der Abnahme von Leistungsfähigkeit und Eigenständigkeit anzupassen. Die Folge: Menschen mit Demenz beurteilen ihre persönliche Lebensqualität oftmals erheblich positiver als ihre Angehörigen.

Dennoch kommt es immer wieder zu Suizidhandlungen von Demenzkranken. Typischerweise handelt es sich dabei um Menschen mit einer beginnenden, leichtgradigen Demenz, die erst vor kurzer Zeit mit der Diagnose konfrontiert wurden.

Da das Bewusstsein von der Erkrankung und ihren unausweichlichen Folgen in diesem Stadium noch weitgehend erhalten ist, kommt es häufig zu depressiven Symptomen.

Eine erhöhte Suizidgefahr besteht also, wenn sich die Betroffenen die zunehmende Abhängigkeit von anderen und die unaufhaltsame Verschlechterung ihres Gesundheitszustands vor Augen führen. Weitere Risikofaktoren für die Selbsttötung bei beginnender Demenz sind:

— Hoher Bildungsgrad

— Anspruchsvolle berufliche Tätigkeit

— Hoher sozialer Status

— Lebensalter unter 70 Jahren

— Geschlecht (Männer sind häufiger betroffen)

💡 **Tipp 8: Selbstmordgefahr? Das sind die ersten Anzeichen.** Sollten Sie als Angehöriger einer von Demenz betroffenen Person Anzeichen einer depressiven Verstimmung erkennen, zögern Sie nicht, den behandelnden Arzt zurate zu ziehen. Mögliche Anzeichen sind eine niedergeschlagene Stimmung, Freudlosigkeit, Antriebsminderung, Appetitlosigkeit, Grübelei und Schlafstörungen. Suizidgedanken können auch der Befürchtung entspringen, anderen zur Last zu fallen oder in ein Pflegeheim abgeschoben zu werden. Bitte beachten Sie: Es muss dabei nicht um die tatsächlichen Verhältnisse gehen. Es kommt allein auf die persönliche Sichtweise des Demenzkranken an. Offene Gespräche über Ängste und Befürchtungen Betroffener können Hilfe bringen.

⊘ Mein Risiko, an einer Demenz zu sterben:

Aus der Summe Ihrer persönlichen Risikofaktoren ergibt sich Ihr individuelles Gefährdungsprofil. Bitte ankreuzen, was zutrifft:

○ Sind Sie seit mehr als zehn Jahren Raucher?

○ Sind Sie Diabetiker?

○ Treiben Sie wenig oder keinen Sport (weniger als eine Stunde pro Woche)?

○ Haben Sie wenig geistige Herausforderung?

○ Leiden Sie unter Übergewicht (BMI* ab 30)?

○ Leiden Sie unter depressiven Verstimmungen?

○ Fühlen Sie sich häufig gestresst?

Auswertung: 0 bis 1 Punkt zutreffend = geringes Risiko; 2 bis 4 Punkte zutreffend = mittleres Risiko; 5 bis 7 Punkte zutreffend = erhöhtes Risiko

WIE MAN NICHT AN DARMKREBS STIRBT

Risiko-Check

TODESRISIKO:	Todesursache Nr. 8
ERKRANKUNGSRISIKO:	Dritthäufigste Krebserkrankung bei Männern Zweithäufigste Krebserkrankung bei Frauen
NEUERKRANKUNGEN:	60.500 pro Jahr
TODESFÄLLE:	25.500 pro Jahr
TODESFÄLLE MÄNNER:	13.500
TODESFÄLLE FRAUEN:	12.000
ÜBERLEBENSCHANCE:	60 bis 70 Prozent
SCHUTZWIRKUNG VORSORGE:	Sehr gut

(Quelle: Deutsches Krebsforschungszentrum DKFZ und Robert Koch-Institut, Bericht zum Krebsgeschehen in Deutschland 2016)

Fakten-Check

VORSORGE RETTET LEBEN

Das Risiko, an Darmkrebs zu erkranken, steigt ab dem 50. Lebensjahr deutlich an. Das mittlere statistische Erkrankungsalter liegt bei 73 Jahren. Die Erkrankung geht von zunächst gutartigen Polypen aus. In diesen Ausstülpungen der Darmwand kann jedoch mit den Jahren Krebs entstehen, der zunächst keine Beschwerden verursacht. Die derzeit wirkungsvollste Vorsorgemaßnahme besteht in der sogenannten Darmspiegelung, bei der ein Endoskop (ein flexibler Schlauch mit Kamera und integrierten Untersuchungswerkzeugen) durch den After eingeführt wird. Auf diese Weise können eventuell vorhandene Polypen lokalisiert und direkt während der Untersuchung entfernt werden. Die Darmspiegelung ab 55 Jahren gehört zu den Vorsorgeleistungen der Krankenkassen, ihr Nutzen ist wissenschaftlich belegt.

Darm mit und ohne Charme

Unsere Verdauungsorgane reichen vom Mund bis zum After. Mundschleimhaut, Speiseröhre, Magen und Darm stellen eine Art nach innen gestülpte Oberfläche dar, in deren gesamtem Verlauf keine direkte Verbindung zu Organen und Gefäßen vorhanden ist. Tausende Falten und Millionen von Darmzotten sorgen dafür, dass diese Oberfläche gigantische 500 Quadratmeter aufweist. Zum Vergleich: Unsere Haut bringt es gerade mal auf 2 Quadratmeter! Unser Darm stellt also die mit Abstand größte Kontaktfläche zur Außenwelt dar. Der Nahrung, die wir aufnehmen, werden über die Darmwand die Nährstoffe entzogen. Bestandteile, die unser Verdauungssystem nicht verarbeiten kann, scheiden wir unverdaut wieder aus. Im letzten Teil, dem etwa 1,5 Meter langen Dickdarm, wird dem weitgehend verwerteten Nahrungsbrei Wasser entzogen. Der so eingedickte Stuhl wird durch kräftige Darmbewegungen geformt, während die Schleimhaut des Dickdarms dafür sorgt, dass die Masse gleitfähig bleibt und zum After transportiert werden kann. In diesem letzten Teil unseres Magen-Darm-Systems werden bei etwa 65.000 Deutschen pro Jahr Tumoren diagnostiziert. Leider häufig erst, wenn die Krebserkrankung ein fortgeschrittenes Stadium erreicht hat. Die Folge: Für rund 26.000 Menschen kommt jede Hilfe zu spät. Sie sterben an dieser gefährlichen Krebsform.

ⓘ KREBSENTSTEHUNG

Krebs entwickelt sich aus völlig normalen Körperzellen. Doch was bewirkt diese Veränderung und was macht sie so gefährlich? Normalerweise werden Wachstum und Teilung von Zellen in unserem Organismus streng reguliert und genau auf unsere Bedürfnisse abgestimmt. Krebszellen entziehen sich jedoch dieser Wachstumskontrolle und entwickeln ein Eigenleben. Sie vermehren sich ungebremst, wuchern in umliegendes Gewebe hinein und zerstören es. Der Grund: Ihr Bauplan hat sich verändert. Das Erbmaterial, also der genetische Code, wurde durch sogenannte Mutationen abgewandelt. Die Ursachen: Meist kommen mehrere Faktoren zusammen. Zum Beispiel erbliche Vorbelastungen, Infektionen, Chemikalien oder Risiken, die auf unseren persönlichen Lebensstil zurückgehen.

Mutationen entstehen aber auch zufällig durch Fehler bei der Zellteilung. In der Regel erkennt unser Körper solche Veränderungen und zerstört entartete Zellen, bevor sie zu Krebs werden können. Mit zunehmendem Alter nimmt unsere Fähigkeit, solche Fehler zu korrigieren, jedoch ab. Die Folge: Krebserkrankungen sind bei älteren Menschen wesentlich häufiger als in jungen Jahren.

Darmkrebs: Schlüsselfaktor Alter

Darmkrebs gehört zu den Krebsformen, deren Erkrankungsrisiko mit zunehmendem Alter stark ansteigt. Unter 55-Jährige tragen lediglich ein zehnprozentiges Risiko. Mehr als 50 Prozent der Erkrankungen betrifft die Personengruppe der über 70-Jährigen. Männer erkranken im Schnitt etwa fünf Jahre früher als Frauen.

Mit dem Begriff Darmkrebs werden in erster Linie Tumoren bezeichnet, die im Dickdarm oder Enddarm auftreten. Über 95 Prozent aller Darmtumoren betreffen diese Darmabschnitte. Bösartige Geschwulste können zwar auch in allen anderen Darmabschnitten, zum Beispiel im Dünndarm, auftreten, sind jedoch selten. Dick- und Enddarmkarzinome zählen zu den sogenannten soliden Tumoren, was bedeutet, dass der Krebs von den Zellen eines einzelnen Organs ausgeht. Ihnen gegenüber stehen Leukämien und Lymphome, die von Beginn an den gesamten Körper betreffen, da sich die kranken Zellen über das Blut oder die Lymphbahnen verteilen.

Doch auch Zellen solider Tumoren können streuen: Lösen sich Zellen solider Tumoren aus ihrem Verband, um an anderen Stellen im Körper anzuwachsen, entstehen sogenannte Fernmetastasen. Bei der Entwicklung von Darmkrebs ist diese Gefahr jedoch zunächst gering, da die Erkrankung aus gutartigen Vorstufen entsteht, den sogenannten Polypen, die über Jahre oder Jahrzehnte ungefährlich bleiben können. Solche Polypen sind bei der Darmspiegelung als kleine Wucherungen der Darmschleimhaut erkennbar und können bis zu einer gewissen Größe direkt während dieser Vorsorgeuntersuchung entfernt werden. Die Darmspiegelung, auch Koloskopie genannt, gilt daher als derzeit zuverlässigste Früherkennungs- und Behandlungsmethode für Darmkrebs. Sie steht in Deutschland allen Versicherten ab dem Alter von 55 Jahren als kostenlose Vorsorgemaßnahme zur Verfügung.

Ein Selbsterfahrungsbericht

Koloskopie: Sinnvoll und halb so schlimm

Nachdem mir zwei Fachärzte dazu geraten hatten, »mal eine Darmspiegelung machen zu lassen«, begann ich im Internet unter den entsprechenden Stichworten zu recherchieren und meldete mich schließlich in einer gastroenterologischen Praxis zur endoskopischen Untersuchung meines Darms an. Die Prozedur, bei der ein etwa fingerdicker, sehr flexibler Hightech-Schlauch durch den After eingeführt wird, begann mit einer Vorbesprechung beim behandelnden Mediziner, der mich über Risiken und Nutzen des Verfahrens aufklärte. Mit einem Merkblatt und zwei Packungen Abführmittel in Pulverform, Geschmacksrichtung Orange (die Alternative wäre Zitrone gewesen), verließ ich die Praxis.

Fünf Tage vor dem Behandlungstermin soll die Ernährung umgestellt werden. Ab jetzt sind Körner und kernhaltige Speisen wie Müsli, Leinsamen, Gurken, Tomaten etc. wegen der darin enthaltenen Faserstoffe tabu. Drei Tage vorher darf man überhaupt kein Gemüse mehr essen. Übrig bleiben Reis, Nudeln, Kartoffeln und Weißbrot (jeweils in kleinen Portionen). Am Tag vor der Untersuchung ist Fasten angesagt. Stattdessen kommt das Abführmittel zum Einsatz.

Die Darmreinigung begann am frühen Nachmittag, denn mein Termin lag am nächsten Tag vor 11 Uhr. Die Aufgabe: Das Abführmittel in 2 Liter Wasser anrühren und innerhalb von drei Stunden trinken. Nach ½ Liter ging bei mir das »Gerenne« los. Der Hinweis »Halten Sie sich während der Einnahme in Reichweite einer freien Toilette auf« ist absolut ernst zu nehmen! Etwa zwei Stunden, nachdem man die Gesamtmenge von zwei Litern geschafft hat, ist die Darmreinigung abgeschlossen – und endlich wieder Ruhe im Darm.

💡 **Tipp 1:** Falls Sie erstmalig eine Darmspiegelung planen, sollten Sie sich einen Vormittagstermin geben lassen. Der Grund: Man ist am Abend mit der Darmreinigung durch, muss nicht mehr zur Toilette und kann nachts ganz normal schlafen – sofern man nicht zu aufgeregt ist. Am nächsten Morgen geht es nüchtern direkt in die Praxis. Im anderen Fall, also bei Terminen ab 11 Uhr, wird die Tortur erst am Vorabend begonnen, über Nacht unterbrochen und um 6 Uhr morgens fortgesetzt. Das zieht den ganzen Prozess unnötig in die Länge und hat zur Konsequenz, dass es am Tag der Behandlung Abführmittel zum Frühstück gibt.

Hinweis für den Terminkalender: Sie sollten sich den Nachmittag des Vortages und den ganzen Behandlungstag freinehmen.

Während der Behandlung lag ich, angeschlossen an ein EKG-Gerät, das den Kreislauf überwachte, auf einer Art OP-Tisch. Das Gerät piepte bei jedem meiner Herzschläge und verriet der Arzthelferin, wie aufgeregt ich war. Dann legte sie mir einen Port in die Vene, über den mir der Arzt wenig später das Anästhetikum verabreichte. Als ich aus dem Dämmerschlaf erwachte, hatte ich das Gefühl, dass kaum Zeit vergangen war, doch die Behandlung war bereits abgeschlossen. Ich war noch ganz schön wackelig auf den Beinen, aber froh, dass ich es überstanden hatte. Während der Darmspiegelung wurde bei mir ein mittelgroßer Polyp entdeckt und entfernt. Die histologische Untersuchung ergab: Es handelte sich um ein typisch gutartiges Adenom von etwa 30 mm Größe, das jedoch bei weiterem Wachstum die latente Gefahr einer Entartung hätte bedeuten können. Anders ausgedrückt: Aus Polypen dieser Art kann im Laufe der Zeit Darmkrebs entstehen, wenn sie nicht entfernt werden.

Wer daran stirbt, ist selber schuld!

Von Darmkrebs merkt man nichts, bis es zu spät ist. Zum Glück haben die meisten Beschwerden, die unsere Verdauung betreffen, eher harmlose Ursachen. Doch Symptome wie Blut im Stuhl, länger anhaltender Durchfall, chronische Verstopfung und andere Veränderungen bei der Verdauung können auf Darmkrebs hindeuten. Sollten derartige Beschwerden auftreten, ist eine Darmspiegelung dringend zu empfehlen. Laut einer Studie des Deutschen Krebsforschungszentrum (DKFZ) könnte die Darmspiegelung zur Früherkennung von kolorektalen Karzinomen pro Jahr deutschlandweit bis zu 16.000 Neuerkrankungen verhindern. Leider nutzt nur ein Bruchteil der Anspruchsberechtigten (unter 5 Prozent) diese unbestritten wirkungsvolle Möglichkeit der Darmkrebsvorsorge.

Risikofaktoren und wie man sich schützen kann

Übergewicht: Übergewicht gehört zu den wichtigen Risikofaktoren für Darmkrebs. Bereits ab einem Body-Mass-Index (BMI) von 25 steigt das Risiko an. Je stärker das Übergewicht, desto wahrscheinlicher wird eine Darmkrebserkrankung.

Rauchen: Zahlreiche Studien belegen, dass Tabakkonsum die Wahrscheinlichkeit, an Krebs zu erkranken, erhöht. Rauchen und Übergewicht werden vom Deutschen Krebsforschungszentrum als größte Risikofaktoren genannt – auch für Darmkrebs.

Einseitige Ernährung: Experten raten zu einer ballaststoffreichen Ernährung aus Vollkornprodukten, Hülsenfrüchten, Gemüse und Obst. Rotes Fleisch (Rind, Schwein, Lamm) sowie verarbeitetes Fleisch (Wurstwaren) sollen hingegen einen möglichst geringen Teil des Speiseplans einnehmen. Trotz umfangreicher Studien reicht die Datenlage insgesamt nicht aus, um konkretere Empfehlungen zu geben. Vegetarische Ernährungsformen zum Beispiel bieten nach heutigem Kenntnisstand keine erkennbare Schutzwirkung in Bezug auf Darmkrebs.

Mangel an Bewegung: Verschiedene Studien belegen, dass bereits 30 bis 60 Minuten Bewegung täglich das Risiko für Darmkrebs senken. Und mit Bewegung ist in diesem Zusammenhang nicht nur Sport gemeint. Es zählen auch anstrengende Alltagstätigkeiten wie zum Beispiel Treppensteigen, Fußmärsche, Garten- oder Hausarbeit dazu.

Alkohol: Übermäßiger Alkoholkonsum erhöht das Risiko, an bestimmten Krebsformen zu erkranken. Dazu gehört auch Darmkrebs.

💡 **Tipp 2:** Einseitige Ernährung und Bewegungsmangel stehen in direktem Zusammenhang. Sie führen auf die Dauer nämlich unweigerlich zum dritten Risikofaktor, dem Übergewicht – ein Teufelskreis, der nicht leicht zu knacken ist. Denn Bewegung fällt Übergewichtigen naturgemäß schwerer. Doch die Mühe wird reich belohnt. Gelingt es, über ein Plus an Bewegung und eine kalorienreduzierte, gesunde Ernährung die Entwicklung umzukehren, sinkt das Gewicht allmählich, das Leben wird wirklich »leichter«. Und das heißt: weniger Krankheitsrisiko, mehr Freude am Leben!

Schlüsselfaktor Ernährung

Der Einfluss der Ernährung auf unsere Gesundheit ist unbestritten (siehe auch Kapitel »Übergewicht« ab Seite 32). Und der Zustand unseres Magen-Darm-Trakts hängt naturgemäß ganz besonders von dem ab, was wir essen. Schließlich sind Magen und Darm unmittelbar von der Qualität unserer Lebensmittel betroffen. Doch was ist eine gesunde Ernährung? Die Deutsche Gesellschaft für Ernährung (DGE) gibt wissenschaftlich geprüfte Leitlinien und Empfehlungen zur Ernährung heraus. Einen besonderen Stellenwert nimmt dabei der regelmäßige Verzehr von Obst und Gemüse ein. Mit der Kampagne »5 am Tag« wird zum Verzehr von täglich fünf Portionen Gemüse und Obst geraten. Die vegetarischen Lebensmittel sollen möglichst frisch (oder nur kurz gegart) konsumiert werden, damit wertvolle Bestandteile wie Vitamine, Mineralstoffe, Ballaststoffe und sekundäre Pflanzenstoffe erhalten bleiben. Das Ziel: eine Verringerung des Risikos, eine »ernährungsmitbedingte« Krankheit zu bekommen. Hier drückt die DGE sich vorsichtig aus, denn die Studienlage zur präventiven Wirkung eines erhöhten Obst- und Gemüseverzehrs ist nicht ganz eindeutig.

ⓘ WARUM BUNT GESUND IST – DIE PFLANZE SCHÜTZT SICH SELBST UND UNS

Auch Pflanzen sind Angriffen ausgesetzt (zum Beispiel durch extreme Witterung oder schädliche Bodenorganismen) und versuchen sich vor vorzeitiger Verderbnis zu schützen. Tomate, Apfel, Zucchini oder Kürbis – Pflanzen können nicht einfach weggehen, wenn die Bedingungen widrig sind. Das heißt, die Schutzstoffe sind wesentlicher Bestandteil im Aufbau der Pflanzen, man kann sie sehen (als Farbstoffe) und riechen (als Aromastoffe). Viele sind in ihrer Struktur und Funktion noch nicht genau erforscht, man spricht deshalb (im Unterschied zu Mineralien und Spurenelementen) von sekundären Pflanzenstoffen. Ihre Schutzfunktion kommt auch dem menschlichen Körper zugute, denn diese rund 10.000 organischen Verbindungen sind bioaktive Substanzen: Sie wirken teilweise antioxidativ (siehe Seite 26) und binden Stoffwechselradikale. Bitterstoffe oder schweflige Säuren bewirken, dass Schädlinge von ihnen ablassen. Konsequenz für unsere Gesundheit: Je vielfältiger und bunter die Pflanzenkost ist, desto stärker die Schutzwirkung. Denn wir verleiben uns das Schutzsystem quasi ein. Etwa den Schutz vor Krebs oder Herz-Kreislauf-Erkrankungen, den Schutz der Haut oder die Stärkung der Verdauung und des Immunsystems. Manchmal sind auch durch Erhitzung gewonnene pflanzliche Lebensmittel gesund, zum Beispiel Tomatenmark: Es enthält wertvolles Lycopin. Wissenschaftler der Universitäten von Manchester und Newcastle konnten nachweisen, dass fünf Esslöffel Tomatenmark pro Tag ausreichen, um einen effektiven Zellschutz aufzubauen.

Ess-Tipps für einen gesunden Darm

💡 **Tipp 3: Ballaststoffe.** Diese Quell- und Füllstoffe spielen eine wichtige Rolle im Darm. Die löslichen Quellstoffe werden von Darmbakterien abgebaut und hemmen das Wachstum schädlicher Mikroorganismen. Außerdem binden sie krebserregende Nahrungsbestandteile und Gallensäuren im Stuhl und senken so das Risiko für Darmkrebs. Nebenbei wird auch der Cholesterinspiegel gesenkt. Die unlöslichen Füllstoffe sorgen dafür, dass der Nahrungsbrei schneller durch den Verdauungstrakt geschleust wird, und verkürzen so auch die Kontaktzeit mit krebserregenden Substanzen. Auch sie haben das Potenzial, vor Darmkrebs zu schützen. Das bestätigt auch die umfangreiche EPIC-Studie mit über 500.000 Teilnehmern. 30 Gramm dieser wertvollen Substanzen sollten es pro Tag möglichst sein. Gute Quellen sind Vollkorngetreide, Nüsse, Samen, Kleie, Gemüse, Beeren, Äpfel, Hülsenfrüchte. Wichtig ist immer, viel zu trinken, damit es nicht zu Verstopfung kommt!

💡 **Tipp 4: Probiotika.** Dabei handelt es sich um lebende Bakterien, die wir mit manchen Speisen verzehren. Klingt nicht so appetitlich, aber sie spielen eine wichtige Rolle für die Darmgesundheit und die Immunfunktion des Darms. Einfach gesagt: Gute Bakterien halten schlechte Bakterien in Schach, stärken das Immunsystem und verhindern Infektionen. Diese guten Bakterien stecken in fermentierten Lebensmitteln wie Sauerkraut, dem asiatischen Kimchi und Miso, aber auch in vielen Milchprodukten. Joghurt, Kefir, Buttermilch liefern wertvolle Milchsäure- und Bifidobakterien. Kaufen Sie nicht erhitzte Lebensmittel, rohes Sauerkraut bekommen Sie im Reformhaus. Einen Effekt erzielen

Sie allerdings nur, wenn Sie diese Lebensmittel regelmäßig verzehren. Kein Problem: Morgens ein Müsli mit Joghurt oder Dickmilch. Schon ist die Tagesration erreicht!

💡 **Tipp 5: Präbiotika.** Diese Stoffe zählen eigentlich auch zu den Ballaststoffen, nehmen unter ihnen jedoch eine Sonderstellung ein. Es handelt sich um die Ballaststoffe, die den Magen und die oberen Darmabschnitte unbehelligt passieren und im Dickdarm fermentiert, also weiterverarbeitet werden. Damit dienen sie guten Darmbakterien als Nahrung und fördern einen gesunden Darm. Diese Präbiotika stecken in Chicorée, Spargel, Topinambur, Artischocken oder Schwarzwurzeln, aber auch in Zwiebeln, Porree und Knoblauch. Auch gut für einen gesunden Darm: sogenannte resistente Stärke aus aufgewärmten Kartoffeln. Also immer so viele Kartoffeln kochen, dass für den nächsten Tag noch eine Portion übrig ist!

💡 **Tipp 6: Sekundäre Pflanzenstoffe.** Bei der Entstehung von Krebs können potenziell krebserregende Stoffe den Ausschlag geben. Dazu zählen zum Beispiel Substanzen wie Acrylamid, das bei zu hohem Erhitzen kohlenhydrathaltiger Speisen entsteht (Pommes frites, Gebäck), oder Benzpyren aus stark Gegrilltem oder verbranntem Toast. Letztere Killerstoffe finden sich übrigens auch im Zigarettenrauch. Die richtige Nahrung kann helfen, die schädliche Wirkung dieser Stoffe zu kompensieren. Besonders Vitamine und sekundäre Pflanzenstoffe können antioxidativ wirken. Sie neutralisieren schädliche Sauerstoffmoleküle und schützen so die Zellen.

Fazit aus vielen Studien: Es ist sehr wahrscheinlich, dass Gemüse und Obst das Risiko für viele Krebsarten (darunter auch Darmkrebs) senken kann.

💡 **Tipp 7: Fünf am Tag.** Für unseren Alltag gilt: möglichst fünfmal täglich Gemüse und Obst essen – und zwar so abwechslungsreich wie möglich. Optimal ist eine bunte Mischung aus Früchten, Beeren, Salat, Wurzelgemüse, Fruchtgemüse, Kräutern, Pilzen und Nüssen. Dabei sollte das Gemüse im Vergleich zum Obst den größeren Anteil haben. Bei erwünschten 650 Gramm täglich sollten möglichst zwei Drittel auf Gemüse, ein Drittel auf Obst entfallen. Als Portion gilt etwa eine Handvoll bzw. ein Stück (Banane, Apfel) und bei Salaten eine kleine Beilagengröße.

💡 **Tipp 8: Pflanzen gegen Übergewicht.** Pflanzenkost ist kalorienarm. Wir können relativ große Mengen davon essen, ohne dick zu werden. Übergewicht, das belegen zahlreiche Studien, gilt als wesentlicher Risikofaktor für Darmkrebs. Wer sich genau informieren will: Die Nährwerttabelle der Deutschen Gesellschaft für Ernährung (DGE) wird regelmäßig aktualisiert und gibt Auskunft über den Mineralstoff-, Kohlenhydrat- und Wassergehalt der handelsüblichen Obst- und Gemüsesorten (https://www.dge.de).

✓ Mein Risiko, an Darmkrebs zu sterben

Aus der Summe Ihrer persönlichen Risikofaktoren ergibt sich Ihr individuelles Gefährdungsprofil. Bitte ankreuzen, was zutrifft:

○ Nutzen Sie das Vorsorgeangebot der Darmspiegelung nicht?

○ Sind Sie seit mehr als zehn Jahren Raucher?

○ Treiben Sie wenig oder keinen Sport (weniger als eine Stunde pro Woche)?

○ Essen Sie regelmäßig rotes Fleisch (mehr zwei Portionen pro Woche)?

○ Leiden Sie an starkem Übergewicht (BMI* ab 30)?

○ Leidet oder litt Ihre Mutter an Darmkrebs?

○ Leidet oder litt Ihr Vater an Darmkrebs?

Auswertung: 0 bis 1 Punkt zutreffend = geringes Risiko; 2 bis 4 Punkte zutreffend = mittleres Risiko; 5 bis 7 Punkte zutreffend = erhöhtes Risiko

*Body-Mass-Index = Gewicht in Kilogramm geteilt durch Körpergröße (in Metern zum Quadrat). Diverse BMI-Rechner finden Sie im Internet.

WIE MAN NICHT AN BRUSTKREBS STIRBT

Risiko-Check

TODESURSACHE BEI FRAUEN:	Todesursache Nr. 9
ERKRANKUNGSRISIKO:	Häufigste Krebserkrankung bei Frauen
	Häufigste Krebstodesursache bei Frauen
NEUERKRANKUNGEN:	72.000 pro Jahr
TODESFÄLLE:	18.000 pro Jahr
ÜBERLEBENSCHANCE:	75 Prozent
TODESFÄLLE FRAUEN:	17.850
TODESFÄLLE MÄNNER:	150
SCHUTZWIRKUNG VORSORGE:	Gut

(Quelle: Deutsches Krebsforschungszentrum DKFZ und Robert Koch-Institut, Bericht zum Krebsgeschehen in Deutschland 2016)

Fakten-Check

DIE HÄUFIGSTE TUMORERKRANKUNG BEI FRAUEN

Brustkrebs, medizinisch Mammakarzinom, geht in den meisten Fällen von den Milchdrüsen oder den Milchgängen aus. Die Behandlung besteht in einer an das individuelle Krankheitsgeschehen angepassten Kombination aus Operation sowie Chemo-, Hormon- und Strahlentherapie. Eine von acht Frauen erkrankt im Laufe ihres Lebens an dieser häufigsten Tumorart und Krebstodesursache bei Frauen. Während Jüngere nur selten betroffen sind, steigt das Risiko ab dem 40. und besonders ab dem 50. Lebensjahr an, um nach dem 70. wieder abzusinken. Das mittlere Erkrankungsalter liegt bei 64 Jahren. Auch Männer können betroffen sein, allerdings sehr selten. Rechtzeitig erkannt und behandelt, ist Brustkrebs heute in den meisten Fällen heilbar. Die Zahl der Sterbefälle zeigt eine abnehmende Tendenz. Fünf Jahre nach der Diagnose sind etwa 87 Prozent der Patientinnen noch am Leben.

Mammografie-Screening in Deutschland

Dieses Programm zur Früherkennung von Brustkrebs wurde 2005 im Auftrag des Bundesministeriums für Gesundheit aufgebaut. Es richtet sich bundesweit an über zehn Millionen Frauen zwischen 50 und 69 Jahren und wird von den gesetzlichen Krankenkassen und der Kassenärztlichen Bundesvereinigung getragen. Es handelt sich dabei um ein zusätzliches, kostenfreies Angebot zu der jährlichen Krebsvorsorgeuntersuchung beim Frauenarzt. Die Einladung erfolgt automatisch auf Basis der Daten der Einwohnermeldeämter. Doch nur gut die Hälfte der Anspruchsberechtigten nimmt an der Reihenuntersuchung teil. Die Kosten: Pro Jahr werden von den Krankenkassen etwa 220 Millionen Euro aufgewendet.

Wie wird die Untersuchung durchgeführt?

Jede Frau ab 50 erhält in Deutschland alle zwei Jahre per Post eine Einladung zum Mammografie-Screening. Die Untersuchung wird von speziell geschulten Fachkräften an streng kontrollierten digitalen Röntgengeräten durchgeführt und findet in sogenannten Screening-Einheiten statt, die sich meist in einer speziell dafür ausgerüsteten Praxis oder Klinik befinden. In ländlichen Gegenden kann die Screening-Einheit auch in einem sogenannten Mammobil, also einer Art Bus, untergebracht sein. Um die Zulassung für diese Art der Brustkrebs-Früherkennung zu erhalten, müssen Ärzte und Fachpersonal besondere Qualifikationen vorweisen und danach in regelmäßigen Abständen erneut unter Beweis stellen. Die eigentliche Untersuchung besteht aus zwei Röntgenaufnahmen der Brust. Eine von oben und eine zweite von der Seite. Da die jeweilige Brust dabei zwischen die beiden Aufnahmeträger gepresst werden muss, empfinden viele Frauen diese Untersuchung als unangenehm, manche sogar als schmerzhaft. Das Problem: Je flacher die Brust gedrückt werden kann, desto aussagekräftiger sind die Bilder und desto niedriger ist die nötige Strahlendosis. Hinzu kommt, dass die Untersuchte zunächst keinen Befund bekommt, denn die Bilder werden nicht an Ort und Stelle ausgewertet. Erst nachdem mindestens zwei speziell geschulte Fachärzte die Aufnahmen unabhängig voneinander begutachtet haben, wird das Ergebnis per Post verschickt. Angestrebt ist eine Bearbeitungszeit von maximal sieben Werktagen. In der Praxis kommen so häufig zwei Wochen Wartezeit zusammen, die viele Frauen als belastend empfinden. Bei 97 Prozent ist das Ergebnis jedoch unauffällig. Besteht ein Verdacht auf Brustkrebs, werden alle weiteren Untersuchungen innerhalb des Früherkennungs-Programms durchgeführt.

Welchen Nutzen haben die Teilnehmerinnen?

Das Harding-Zentrum für Risikokompetenz kommt zu dem Schluss, dass Mammografie-Screenings die Anzahl von Frauen, die an Brustkrebs sterben, senken können. Entscheidende Einschränkung: Die Teilnahme an solchen Vorsorgeprogrammen hat keinen Einfluss auf die Gesamtzahl der Krebstodesfälle. Außerdem werden einige Teilnehmerinnen überdiagnostiziert und in der Folge unnötig behandelt. Die genauen Ergebnisse: Von 1000 Frauen, die am Screening teilnahmen, sind vier innerhalb von zehn Jahren an Brustkrebs verstorben. Von 1000 Frauen, die nicht am Screening teilnahmen, sind fünf innerhalb von zehn Jahren verstorben. Insgesamt sind in beiden Gruppen je 21 Frauen im Beobachtungszeitraum an Krebs gestorben. Jedoch wurden in der Screening-Gruppe etwa 100 Frauen mit der Fehldiagnose »Brustkrebs« belastet oder hatten eine Biopsie. Die Folgen: Diese Frauen mussten über einen längeren Zeitraum mit der Angst leben, an Brustkrebs erkrankt zu sein, und weitere diagnostische Maßnahmen wie die Entnahme von Gewebeproben über sich ergehen lassen, bis sich schließlich herausstellte, dass sie gesund waren. Bei fünf Frauen wurde eine unnötige teilweise oder vollständige

Entfernung der Brüste vorgenommen. Das Harding-Zentrum für Risikokompetenz hat zu diesen und anderen Krankheitsformen eine sogenannte Faktenbox erstellt, in der die wesentlichen Studienergebnisse übersichtlich zusammengefasst sind. Zu finden auf folgender Webseite: www.harding-center.mpg.de unter dem Stichwort »Gesundheitsinformationen« und dann »Faktenboxen«.

> ⓘ **GEFAHREN RICHTIG EINSCHÄTZEN: HARDING-ZENTRUM FÜR RISIKOKOMPETENZ**
>
> Häufig werden Gefahren aufgrund unserer subjektiven Wahrnehmung falsch eingeschätzt. Wir haben zum Beispiel irrationale Ängste vor Terroranschlägen und meiden daher größere Menschenansammlungen, obwohl diese statistisch betrachtet nur eine verschwindend geringe Gefahr darstellen. Das Harding-Zentrum für Risikokompetenz hat es sich zum Ziel gesetzt, dass Risiken, mit denen wir täglich konfrontiert werden, besser verstanden werden und kompetenter mit ihnen umgegangen wird. Einen Schwerpunkt bildet dabei die Gesundheitsforschung. Im Rahmen ihrer Arbeit haben die Wissenschaftler zu verschiedenen Behandlungsformen sogenannte Faktenboxen erstellt, die Chancen und Risiken auf einen Blick übersichtlich zeigen.

Positive Beurteilung des Deutschen Krebsforschungszentrums (DKFZ)

Das Deutsche Krebsforschungszentrum macht zum Erfolg des Screening-Programms folgende statistische Angaben: 970 von 1000 Frauen, die an dem Programm teilnehmen, haben ein unauffälliges Ergebnis. Bei 30 Frauen wird eine Veränderung festgestellt, die weitere Untersuchungen wie eine erneute Mammografie, eine Ultraschalluntersuchung oder eine Gewebeentnahme nötig macht. Für 24 Frauen lautet das Ergebnis Entwarnung. Sechs von 1000 Frauen erhalten die Diagnose Brustkrebs. Außerdem weist das Deutsche Krebsforschungszentrum darauf hin, dass Brustkrebs aufgrund des Screening-Programms häufiger in einem früheren Stadium festgestellt wird. 80 Prozent der so entdeckten Karzinome sind weniger als zwei Zentimeter groß, und die Lymphknoten der Patientinnen sind noch nicht befallen. Zu Beginn des Screening-Programms vor gut zehn Jahren hatten über 50 Prozent der betroffenen Frauen zum Zeitpunkt des Tumorbefunds bereits ein deutlich größeres Karzinom. Die Folge: Die Zahl der Frauen, bei denen sich bereits Tumorzellen in den Lymphknoten befanden, war wesentlich größer.

Brustkrebs tritt früher auf als andere Tumorformen

Das Risiko, an Brustkrebs zu erkranken, hängt maßgeblich vom Lebensalter ab. Laut Statistik lässt sich die folgende Risikoverteilung feststellen:

Bei den 35-Jährigen erkrankt eine von 110 Frauen innerhalb der nächsten zehn Jahre.

Bei den 45-Jährigen erkrankt eine von 47 Frauen innerhalb der nächsten zehn Jahre.

Bei den 55-Jährigen erkrankt eine von 31 Frauen innerhalb der nächsten zehn Jahre.

Bei den 65-Jährigen erkrankt eine von 27 Frauen innerhalb der nächsten zehn Jahre.

Danach nimmt das Risiko wieder leicht ab.

(Quelle: Zentrum für Krebsregisterdaten, Robert Koch-Institut)

Eine Besonderheit bei dieser Krebsform besteht darin, dass sie wesentlich früher auftritt als andere Tumorarten. Fast 30 Prozent der Betroffenen sind jünger als 55 Jahre – ein Alter, in dem die meisten anderen Krebserkrankungen noch keine große Rolle spielen. Positiv ist zu vermerken: Obwohl die Zahl betroffener Frauen weiter ansteigt, sterben heute weniger Frauen an Brustkrebs als vor zehn Jahren. Naheliegende Gründe: frühere Diagnose und bessere Therapiemöglichkeiten.

Weniger Brustkrebsfälle in den neuen Bundesländern

Das Phänomen: Mehr als 25 Jahre nach der Wiedervereinigung ist die Erkrankungs- und Sterberate in den neuen Bundesländern noch immer um ein Fünftel geringer als im Westen. Die naheliegende Frage lautet: Woran liegt das?

Die Vermutungen der Experten stützen sich auf zwei nachweisliche Unterschiede zwischen West- und Ostdeutschland:

1. Westdeutsche Frauen bekamen in den Wechseljahren häufiger Hormonpräparate verordnet, die unter dem Verdacht stehen, das Brustkrebsrisiko zu erhöhen.
2. Ostdeutsche Frauen haben zu DDR-Zeiten früher Kinder bekommen als die Geschlechtsgenossinnen im Westen.

Frühe Mutterschaft schützt vor Brustkrebs

Die Wahrscheinlichkeit, an Brustkrebs zu erkranken, ist in der westlichen Welt wesentlich höher als zum Beispiel in ländlichen Regionen Asiens und Afrikas: Auf eine Frau, die es in einem Entwicklungsland trifft, kommen sechs (!) Frauen, die hierzulande erkranken. Wie ist das zu erklären? Studien der Collaborative Group on Hormonal Factors in Breast Cancer kommen zu dem Schluss, dass dem Lebensalter einer Frau zum Zeitpunkt der Geburt ihres ersten Kindes eine besondere Schutzwirkung zukommt. Optimal scheint eine erste Schwangerschaft im Alter von 18 Jahren. Und mit jeder weiteren Geburt und mit zunehmenden Stillzeiten sinkt das Brustkrebsrisiko weiter. Experten vermuten, dass hormonelle Vorgänge im Spätstadium einer Schwangerschaft den Schutz auslösen. Das Durchschnittsalter einer deutschen Frau bei der Geburt ihres ersten Kindes liegt heute bei fast 30 Jahren. Der Preis: ein höheres Brustkrebsrisiko! Nach Berechnungen von Experten könnte die Brustkrebshäufigkeit in den Industrieländern mehr als halbiert werden, wenn die dort lebenden Frauen früher und mehr Kinder bekämen und sie diese länger stillen würden. Doch Veränderungen in dieser Richtung sind kaum zu erwarten. Denn die Gleichberechtigung und Selbstbestimmung der Frau sowie eine bewusste Familien- und Karriereplanung sind untrennbare Errungenschaften unseres modernen westlichen Lebensstils.

Erhöhtes Risiko für Linkshänderinnen

Epidemiologen der Universitätsklinik in Utrecht zufolge erkranken Linkshänderinnen häufiger an Brustkrebs. In einer Langzeitstudie beobachteten die Wissenschaftler über 12.000 gesunde Frauen der Geburtsjahre 1932 bis 1941 bezüglich Lebensstil, Kinderzahl und der Hand, die sie von Geburt an bevorzugten. Die Ergebnisse: Die Linkshänderinnen erkrankten fast eineinhalbmal so häufig wie Rechtshänderinnen. Das Risiko, vor der Menopause an Brustkrebs zu erkranken, war sogar mehr als doppelt zu hoch. Erklärungsversuch der Wissenschaftler: Vermutlich haben Linkshändigkeit und die Anlage zu Brustkrebs eine gemeinsame Ursache, nämlich eine hohe Hormonkonzentration im mütterlichen Organismus während der Schwangerschaft. Die Folgen: erstens eine Veränderung des Brustgewebes und zweitens der Einfluss auf die Hirnentwicklung mit der späteren Präferenz für Linkshändigkeit. Dies ist allerdings nur ein Erklärungsmodell für einen ungewöhnlichen Zusammenhang.

Der Lebensstil kann das Risiko deutlich beeinflussen

Experten gehen davon aus, dass sich hierzulande etwa 20 Prozent aller Mammakarzinome vermeiden ließen, wenn drei Faktoren berücksichtigt werden: auf Alkohol verzichten, Übergewicht abbauen und keine Hormontherapie in den Wechseljahren.

Übergewicht: Insbesondere nach den Wechseljahren scheint sich ein zu hohes Körpergewicht risikosteigernd auszuwirken.

Der Grund: Im Fettgewebe bildet der Körper das weibliche Sexualhormon Östrogen. Und Östrogen spielt vermutlich eine Rolle bei der Entstehung von Brustkrebs. Adipöse Frauen mit einem Body-Mass-Index über 30 haben ein doppelt so hohes Brustkrebsrisiko wie Normalgewichtige. Aber auch mäßiges Übergewicht erhöht das Risiko: Eine dänische Studie auf Basis der Daten von 19.000 Patientinnen kommt zu dem Schluss, dass Mammakarzinome bei Frauen mit einem BMI über 25 erst in späteren Stadien diagnostiziert werden als bei normalgewichtigen Frauen. Zudem war das Risiko einer Fernmetastasierung bei den übergewichtigen Patientinnen um rund 45 Prozent erhöht. Ihr Risiko, innerhalb von zehn Jahren an Brustkrebs zu sterben, war sogar um bis zu 38 Prozent erhöht.

> 💡 **Tipp 1: Vorsicht bei emotionalem Hunger.** Ein häufiger Grund für Übergewicht ist der sogenannte »emotionale Hunger«. Das heißt, wir essen nicht, weil wir körperliche, sondern weil wir seelische Bedürfnisse befriedigen wollen. Zum Beispiel, weil wir Trost benötigen, um zur Ruhe zu kommen oder einem Konflikt aus dem Weg zu gehen. Essen hilft uns nämlich, unangenehme Gefühle zu bewältigen. Es ist eine einfache Möglichkeit, ein Wohlgefühl zu erzeugen. Schließlich haben wir schon als Kinder gelernt, dass es zur Belohnung etwas Süßes gibt. Diese emotionale Verknüpfung führt leider zu Übergewicht. Deshalb ist es wichtig zu unterscheiden: Habe ich Hunger (körperlich) oder Appetit (seelisch)? Achten Sie darauf, wenn Sie das nächste Mal zwischendurch Lust auf etwas Süßes haben. Wenn ein solches Muster unser Ernährungsverhalten bestimmt, wird es schwer, das Gewicht zu halten. Eine Studie mit übergewichtigen Frauen in Kalifornien ergab: Teilnehmerinnen, die neben einer gesunden Ernährung regelmäßig Achtsamkeitsübungen machten, hatten nach neun Wochen ihr Gewicht stärker reduziert und geringere Werte des Stresshormons Cortisol im Blut als die Kontrollgruppe.

Alkohol: Je mehr Alkohol eine Frau konsumiert, desto höher ist die Wahrscheinlichkeit, an Brustkrebs zu erkranken. Dieses Risiko verstärkt sich noch, wenn bereits eine Brustkrebserkrankung überwunden wurde. Eine US-amerikanische Studie mit 2000 Patientinnen belegt, dass bereits ein moderater Alkoholkonsum, das entspricht drei bis vier Drinks pro Woche, das Rezidivrisiko, also das Risiko eines erneuten Auftretens von Brustkrebs, um 30 Prozent erhöhen kann. Das gilt vor allem für übergewichtige Frauen nach der Menopause. Bei jungen und schlanken Patientinnen war der negative Effekt von Alkohol nicht nachweisbar.

Maßvoller Umgang mit Alkohol

Alkohol ist ein Zellgift. Jedes Glas erhöht das Risiko, Erkrankungen zu entwickeln. Das gilt nicht nur für Brustkrebs! Daher ist es wichtig, auf einen maßvollen Umgang mit dieser gesellschaftlich akzeptierten Droge zu achten.

💡 **Tipp 2:** Trinken Sie nicht automatisch mit, weil andere Alkohol konsumieren, sondern nur, wenn Sie selbst Lust darauf haben.

💡 **Tipp 3:** Trinken Sie viel Wasser zu den alkoholischen Getränken, die Sie konsumieren.

💡 **Tipp 4:** Steigen Sie bei Feierlichkeiten rechtzeitig auf Mineralwasser um.

💡 **Tipp 5:** Möglichst an vier Tagen pro Woche ganz auf Alkohol verzichten.

Ach, die Hormone

Die meisten Tumorzellen, die an Brustkrebs beteiligt sind, reagieren auf Hormone. Statistiken zeigen, dass der Hormonspiegel einen lebenslangen Einfluss auf das Brustkrebsrisiko hat.

1. Je länger eine Frau mit den zyklusbedingten Schwankungen von Östrogenen und Gestagenen lebt, desto höher das Brustkrebsrisiko. Daher gelten eine frühe erste Regelblutung und ein spätes Einsetzen der Wechseljahre als risikosteigernd.

2. Die Anzahl der Schwangerschaften und die Dauer von Stillperioden wirken sich ebenfalls auf das hormonelle Geschehen aus. Je mehr Kinder eine Frau ausgetragen hat und je länger sie diese gestillt hat, desto niedriger das Brustkrebsrisiko.

3. Eine Hormonersatztherapie gegen Wechseljahresbeschwerden wird als deutlich risikosteigernd bewertet. Das Deutsche Krebsforschungszentrum (DKFZ) rät Frauen in den Wechseljahren daher, möglichst auf eine Hormonersatztherapie zu verzichten. Dennoch unterzieht sich jede zehnte Frau in Deutschland einer solchen riskanten Therapie. Eine aktuelle Studie der Universitätsklinik Dresden deutet darauf hin, dass es gar keine typischen Wechseljahrsbeschwerden gibt, die eine Behandlung mit Hormonen rechtfertigt. Auf der Basis eines anerkannten Fragebogens zur Ermittlung von Wechseljahrsbeschwerden, der »Menopause Rating Scale«, fragten die Forscher nach psychischen Veränderungen wie Schlafstörungen, depressiven Verstimmungen oder weniger Lust auf Sex. Hinzu kamen Fragen nach körperlichen Veränderungen wie Herzprobleme, Gelenkschmerzen, Hitzewallungen, Schweißausbrüche und vaginale Trockenheit. Das Besondere: Der Fragebogen wurde nicht nur Frauen im Alter zwischen 45 und 65 vorgelegt, sondern auch viel jüngeren und älteren. Das Ergebnis: Alle 1400 teilnehmenden Frauen gaben an, unter den wechseljahrstypischen Symptomen zu leiden. Ein Höhepunkt in den eigentlichen Wechseljahren war nicht auszumachen. Nur ein Symptom war unzweifelhaft den Wechseljahren zuzurechnen: Hitzewallungen und plötzliche Schweißausbrüche. Von den angeblichen psychischen Symptomen blieb kein einziges übrig.

Fazit: Frauen werden nicht reizbarer, mutloser, lustloser, panikanfälliger oder ängstlicher, wenn der Östrogen-Spiegel in ihrem Körper sinkt. Ein wesentlicher Auslöser scheint hingegen die allseits gepflegte Erwartungshaltung zu sein: Wechseljahre werden zu einer sich selbst erfüllenden Prophezeiung.

(💡) **Tipp 6: Hormonersatztherapie vermeiden.** Da Wechseljahre, bis auf die zweifellos unangenehmen Hitzewallungen, offenbar keine eigenständigen Symptome verursachen, sollten Sie auf eine mit erheblichen Nebenwirkungen behaftete Hormonersatztherapie unbedingt verzichten.

(💡) **Tipp 7: Mehr Sport bedeutet weniger Östrogene.** Durch sportliche Aktivität wird der Östrogenspiegel gesenkt. Die beste Wirkung zeigt eine moderate Belastung durch Ausdauersportarten wie Radfahren, Schwimmen, Joggen und Walking. Optimal sind drei bis fünf Stunden pro Woche. Die Auswertung von etwa 100 klinischen Studien ergab: Das Risiko für Krebserkrankungen sinkt bei sportlich Aktiven um 25 bis 30 Prozent.

Erhöhtes Risiko durch Genveränderungen

Experten gehen davon aus, dass fünf bis zehn Prozent aller Brustkrebspatientinnen durch eine vererbbare Genveränderung erkranken. Auslöser sind die sogenannten Brustkrebsgene BRCA1 und BRCA2, die das Risiko erheblich steigern (BRC steht für Breast Cancer Gene).

Studien zeigen: Von 100 Frauen mit BRCA1 erkranken zwischen 65 und 75 vor Erreichen des 70. Lebensjahrs an Brustkrebs. Bei Frauen mit BRCA2 sind von 100 Frauen zwischen 45 und 65 vor Erreichen des 70. Lebensjahrs betroffen.

Die Konsequenz: Trägerinnen dieser veränderten Gene müssen mit einem bis zu zehnfachen Risiko leben. Außerdem erkranken sie früher: Das Durchschnittsalter bei Diagnosestellung liegt bei etwa 40 statt bei 60 Jahren. Hinzu kommt: Betroffene haben auch ein gesteigertes Risiko für weitere Erkrankungen. Denn fast 50 Prozent der Frauen mit BRCA1 und zwischen 10 und 20 Prozent mit BRCA2 erkranken an einer weiteren hormonabhängigen Krebsform, dem Eierstockkrebs.

ⓘ WELCHE ANZEICHEN DEUTEN AUF EIN ERBLICHES RISIKO HIN?

Die folgende Checkliste des »Deutschen Konsortiums Familiärer Brust- und Eierstockkrebs« fasst die wichtigsten Anzeichen für ein hohes erbliches Risiko zusammen. Sollte einer der unten genannten Sachverhalte für Ihre Familie zutreffen, wenden Sie sich bitte an Ihren Frauenarzt. Zur Betreuung von Frauen, die ein genetisch bedingtes Brustkrebsrisiko befürchten, gibt es spezialisierte Sprechstunden, in die der Haus- oder Frauenarzt überweisen kann*.

- In meiner Familie sind drei Frauen an Brustkrebs erkrankt.
- In meiner Familie sind zwei Frauen an Brustkrebs erkrankt, eine davon war zum Zeitpunkt der Diagnose nicht älter als 50 Jahre.
- In meiner Familie gibt es eine Frau, die an Brustkrebs erkrankt ist, eine weitere ist an Eierstockkrebs (Ovarialkarzinom) erkrankt.
- Eine Frau in meiner Familie ist sowohl an Brustkrebs als auch an Eierstockkrebs erkrankt.
- In meiner Familie sind zwei Verwandte an Eierstockkrebs erkrankt.
- Eine Frau in meiner Familie ist an Mammakarzinomen in beiden Brüsten erkrankt, bevor sie älter als 50 war.
- In meiner Familie ist eine Frau an einem Mammakarzinom erkrankt, bevor sie älter als 35 war.
- In meiner Familie gibt es einen an Brustkrebs erkrankten Mann, und es ist eine weitere Person mit Brust- oder Eierstockkrebs bekannt.

*Eine Übersicht bietet die Deutsche Krebshilfe unter: www.krebshilfe.de/wir-helfen/adressen/familiaerer-krebs/brustkrebszentren.html.

Vorsicht vor unhaltbaren Gerüchten

Immer wieder – insbesondere im Internet oder in Frauenzeitschriften – tauchen Gerüchte auf, Brustkrebs werde durch zu enge Büstenhalter, Deos, Brustimplantate oder Schwangerschaftsabbrüche ausgelöst. Bei diesen Aussagen handelt es sich aber um »Krebsmythen«, die jeglicher wissenschaftlichen Grundlage entbehren.

✓ Mein Risiko, an Brustkrebs zu sterben

Aus der Summe Ihrer persönlichen Risikofaktoren ergibt sich Ihr individuelles Gefährdungsprofil. Bitte ankreuzen, was zutrifft:

○ Gibt es ein erbliches Risiko (siehe Seite 128 in diesem Kapitel)?

○ Sind Sie seit mehr als zehn Jahren Raucher?

○ Sind Sie kinderlos?

○ Treiben Sie wenig oder keinen Sport (weniger als eine Stunde pro Woche)?

○ Leiden Sie an Übergewicht (BMI* ab 30)?

○ Trinken Sie mehr als drei Gläser alkoholische Getränke pro Woche?

○ Leidet oder litt Ihre Mutter an Brustkrebs?

Auswertung: 0 bis 1 Punkt zutreffend = geringes Risiko; 2 bis 4 Punkte zutreffend = mittleres Risiko; 5 bis 7 Punkte zutreffend = erhöhtes Risiko

Body-Mass-Index = Gewicht in Kilogramm geteilt durch Körpergröße (in Metern zum Quadrat). Diverse BMI-Rechner finden Sie im Internet.

WIE MAN NICHT AN PROSTATAKREBS STIRBT

Risiko-Check

TODESRISIKO:	Todesursache Nr. 10
ERKRANKUNGSRISIKO:	Häufigste Krebserkrankung bei Männern Dritthäufigste Krebstodesursache bei Männern
NEUERKRANKUNGEN:	60.000 pro Jahr
TODESFÄLLE:	13.500 pro Jahr
ÜBERLEBENSCHANCE:	80 Prozent
SCHUTZWIRKUNG VORSORGE:	nicht eindeutig belegt

(Quelle: Deutsches Krebsforschungszentrum DKFZ und Robert Koch-Institut, Bericht zum Krebsgeschehen in Deutschland 2016)

Fakten-Check

RISIKEN DURCH FALSCHEN ALARM

Prostatakrebs ist die in Deutschland am häufigsten diagnostizierte Krebserkrankung bei Männern, Tendenz steigend. Doch es ist nicht die Anzahl der Erkrankungen, die steigt. Heute werden bloß immer mehr Krebsfälle entdeckt, vor allem solche, die zuvor unauffällig waren. Zum Vergleich: Die Anzahl der Krebsdiagnosen hat sich in den letzten dreißig Jahren vervierfacht. Wie kommt es zu dieser Entwicklung? Ganz einfach: Es gehen mehr Männer zur Vorsorgeuntersuchung und nutzen den von Urologen gern empfohlenen, aber umstrittenen PSA-Test. Dass auf diese Weise viel mehr Krebserkrankungen entdeckt werden, klingt nach medizinischem Fortschritt.

Doch bei näherer Betrachtung ergibt sich ein gravierendes Problem: Es wird zu viel operiert. Zum Beispiel bei älteren Männern, deren Prostatakrebs nicht aggressiv ist. Die Folge: Schwere Nebenwirkungen wie Inkontinenz und Impotenz, was die Lebensqualität stark einschränkt. Ab einem Alter von 80 Jahren haben etwa 60 Prozent aller Männer Prostatakrebs, doch die wenigsten sterben daran.

Statistisch betrachtet liegt das Sterberisiko im Laufe des Lebens bei etwa 3 Prozent. Mit anderen Worten: Die meisten Männer sterben nicht an ihrem Prostatakrebs, sondern nehmen ihn mit ins Grab. Der Grund: Prostatakrebs kommt zwar häufig vor, endet aber selten tödlich.

Die Prostata: Was ist das?

Die Prostata (Vorsteherdrüse) liegt unterhalb der Harnblase, umgibt den ersten Teil der Harnröhre und wird auf ihrer Rückseite durch den Mastdarm begrenzt, weshalb sie vom Enddarm aus gut zu ertasten ist. Die etwa kastaniengroße Drüse gehört zu den Fortpflanzungsorganen des Mannes und produziert einen wichtigen Teil der Samenflüssigkeit, der die Beweglichkeit und die Befruchtungsfähigkeit der Spermien fördert. Ihre Steuerung erfolgt über das Hormon Testosteron. Darüber hinaus wird in der Vorsteherdrüse das prostataspezifische Antigen, kurz PSA, gebildet. Es ist nicht nur in der Samenflüssigkeit, sondern auch im Blut nachweisbar und spielt eine nicht unumstrittene Rolle bei der Früherkennung von Prostatakrebs. Ein erhöhter PSA-Wert kann unter bestimmten Umständen einen Hinweis auf diese Krebsform darstellen.

Fragwürdiger Nutzen von PSA-Tests

Die von den gesetzlichen Krankenkassen für Männer ab 45 Jahren vorgesehene Prostatakrebs-Früherkennung erfolgt im Wesentlichen durch Abtasten der Prostata über den Enddarm. Wegen der begrenzten Aussagefähigkeit dieser Untersuchung empfehlen viele Urologen einen regelmäßigen PSA-Test als ergänzende Maßnahme. PSA steht für prostataspezifisches Antigen, ein Eiweißstoff, der in der Prostata gebildet wird. Doch diese zusätzliche Maßnahme gehört zu den individuellen Gesundheitsleistungen, auch IGeL-Leistungen genannt, die von den Kassen nicht übernommen werden. Und das aus gutem Grund.

Neben Prostatakrebs gibt es nämlich viele andere Ursachen für einen erhöhten PSA-Wert. Zum Beispiel eine Harnwegsinfektion, eine Entzündung der Prostata, eine gutartige Vergrößerung der Prostata oder schlicht eine Druckeinwirkung auf die Prostata, wie sie zum Beispiel durch Radfahren, beim Sex oder bei der Tastuntersuchung im Rahmen der Prostatakrebs-Früherkennung vorkommt. Der PSA-Wert ist also ein recht ungenaues Instrument zur Früherkennung von Prostatakrebs. Selbst wenn er ein Karzinom korrekt anzeigt, kann er nicht unterscheiden, ob es sich um eine aggressive, behandlungsbedürftige oder eher harmlose Form handelt. Doch ein hoher oder angestiegener PSA-Wert hat oft gravierende Folgen, denn er löst eine Reihe kritischer Untersuchungen und nicht selten eine unnötige Operation aus.

Biopsie kann Infektionen auslösen

Das übliche Verfahren zur Untersuchung der Prostata bei Verdacht auf eine Krebserkrankung ist die Durchführung einer Biopsie über den Enddarm. Bei dieser Methode wird zunächst eine Ultraschallsonde eingeführt. Unterstützt durch das so gewonnene Bild, werden nun mithilfe einer Hohlnadel Gewebeproben aus denjenigen zehn bis zwölf Gebieten der Prostata entnommen, die statistisch am häufigsten von Krebs befallen sind. Anschließend werden die Gewebeproben histologisch untersucht. Mögliche Komplikation: Da die Hohlnadel zunächst die Darmwand durchdringen muss, besteht die Gefahr, dass Bakterien in die Prostata transportiert werden. Eine Entzündung kann die Folge sein. Dadurch steigt der PSA-Wert weiter an.

Der Nutzen regelmäßiger PSA-Tests ist fraglich

Mehrere Studien belegen, dass der Nutzen regelmäßiger PSA-Checks als allgemeine Vorsorgemaßnahme höchst fragwürdig einzustufen ist. Eine Metastudie der Cochrane Collaboration (siehe Info-Element in diesem Kapitel) mit 340.000 Teilnehmern kommt zu folgenden Ergebnissen: Von jeweils hundert Männern, die keinen PSA-Test machen ließen, starben innerhalb von zehn Jahren zwanzig Personen. Einer davon an Prostatakrebs. Von hundert Männern, die den Test genutzt hatten, starben ebenfalls zwanzig innerhalb von zehn Jahren und einer von ihnen an Prostatakrebs. Doch bei sechzehn dieser hundert Personen wurde die falsche Diagnose Prostatakrebs gestellt – mit allen Folgen, die das mit sich bringt.

Andere Studien attestieren dem PSA-Test eine schwache Verbesserung der Überlebenschancen. Eine europäische Studie mit 162.000 Männern im Alter zwischen 55 und 69 Jahren kommt zu dem Ergebnis, dass fünf von 1000 Männern, bei denen regelmäßig ein PSA-Test durchgeführt wurde, an Prostatakrebs sterben. Im gleichen Zeitraum starben sechs von 1000 Männern, denen die Früherkennung nicht angeboten wurde, an dieser Krebsform. Der PSA-Test bewahrte also einen von 1000 Männern davor, an Prostatakrebs zu sterben. Ein Ergebnis, das deutlich macht, warum diese Form der Früherkennung so umstritten ist. Denn für 34 von 1000 Männern führte der Test zu einer Krebsdiagnose, die sie ohne den PSA-Test nicht bekommen hätten. Für 33 von ihnen eine unnötige psychische und physische Belastung. Zu den Ängsten und Sorgen, die eine Krebsdiagnose auslöst, kommen die Belastungen und Nebenwirkungen durch Operationen, Medikamente und Bestrahlungen. Impotenz, Harninkontinenz und Verdauungsstörungen sind häufige Folgen, welche die Lebensqualität erheblich beeinträchtigen. Auf eine einfache Formel gebracht, sieht die Nutzen-Risiko-Abwägung für den PSA-Test folgendermaßen aus:

Vermeidung einiger weniger tödlicher Krebserkrankungen gegenüber vielen Fällen von Inkontinenz, Erektionsstörungen und psychischer Belastungen durch Fehldiagnosen und Übertherapie.

> **ⓘ UNABHÄNGIG UND GUT: DIE COCHRANE COLLABORATION**
>
> Bei dieser gemeinnützigen und weltweit tätigen Organisation handelt es sich um ein Netzwerk aus Wissenschaftlern und Ärzten. Sie verfolgen das gemeinsame Ziel, die Wirksamkeit medizinischer Therapien durch unabhängige Bewertungen und Studien zu prüfen und anschließend durch sogenannte Systematic Reviews, also systematische Übersichtsarbeiten, der Öffentlichkeit zur Verfügung zu stellen. Die so gewonnenen, wissenschaftlich begründeten Erkenntnisse sollen vor allem Patienten und Ärzten, aber auch Krankenkassen und Gesundheitsbehörden die Entscheidungen über Behandlungsmöglichkeiten erleichtern. Oberste Prämisse der Cochrane Collaboration ist die wirtschaftliche Unabhängigkeit. Daher wird grundsätzlich auf eine finanzielle Förderung durch die (Pharma-)Industrie verzichtet (siehe auch Exkurs »Über die Schwierigkeit, verlässliche Daten zu erhalten« ab Seite 163).

Neues schonendes Verfahren: Die Kombination von Ultraschall und MRT

Eine genauere Diagnosemöglichkeit bietet die sogenannte MRT-gezielte Biopsie (auch MRT-gesteuerte stereotaktische Prostatabiopsie). Dabei wird zusätzlich das Ergebnis einer Magnetresonanztomografie (MRT) genutzt und mit dem bestehenden Verfahren kombiniert. MRT ist ebenfalls ein bildgebendes Verfahren, jedoch mit höherer Auflösung und genauerer Darstellung, sodass tumorverdächtige Bezirke in diesem ersten Schritt bereits erkannt und markiert werden können. Die so gewonnenen Daten werden nun während der Gewebeprobe in Echtzeit mit dem Live-Ultraschallbild überlagert. Auf diese Weise stehen dem Arzt während der Probenentnahme die MRT- und Ultraschalldaten in anatomischer Übereinstimmung zur Verfügung. Ein entscheidender Vorteil: Wenn im MRT keine verdächtigen Bezirke erkennbar sind, was etwa bei einem Drittel der untersuchten Männer der Fall ist, kann auf eine Gewebeprobe ganz verzichtet werden, die Biopsie entfällt!

Was geschieht mit den Gewebeproben?

Wenn eine Biopsie aber unvermeidlich ist, wie geht es dann weiter? Die Proben werden histologisch untersucht. Dazu wird das Gewebe zunächst eingefärbt und anschließend unter dem Mikroskop betrachtet. Fällt das Ergebnis positiv aus, werden die Tumorzellen noch genauer untersucht, um deren Grad an Gefährlichkeit zu bestimmen. Je stärker sich die Krebszellen von normalen Prostatazellen unterscheiden, desto aggressiver ist der Tumor. Je größer die Aggressivität, desto schneller das Wachstum und die Gefahr der Bildung von Metastasen. Die Gefährlichkeit wird nach dem sogenannten Gleason-Score bestimmt.

ⓘ GLEASON-SCORE: EIN WICHTIGER INDIKATOR

Die bei der Biopsie gewonnenen Gewebeproben werden nach dem sogenannten Gleason-Score eingeteilt und bewertet. Werden Tumorzellen gefunden, geht es darum, den Grad der Abweichung zu normalen Zellen zu bestimmen. Der amerikanische Arzt Donald F. Gleason hat zu diesem Zweck verschiedene Stufen definiert, die den Grad der Abweichung beschreiben. Je höher der Wert auf einer Skala von 1 bis 5, desto bösartiger verhält sich der Tumor. Daher werden zur Bestimmung des Gleason-Scores die häufigste und die zweithäufigste Zellpopulation des Tumors herangezogen. Beide Zellpopulationen erhalten einen Wert zwischen 1 und 5. Anschließend werden die Werte addiert. Dabei steht 3 (1+2) für eine eher harmlose und 9 (4+5) für eine besonders gefährliche Krebsform. Der Gleason-Score gilt als wesentlicher Indikator für das weitere Vorgehen. So kommt bei günstigen Gleason-Graden bis 7 (3+4) eine aktive Überwachung des Tumors infrage. Aggressivere Formen werden bei Befunden wie Gleason 8 (4+4) angenommen, was häufig zur Entfernung der Prostata führt.

Derzeit wird an einer weiteren Differenzierung des Gleason-Scores gearbeitet. Bei der »Quantitativen Gleason-Graduierung« wird zusätzlich der prozentuale Anteil der beiden Arten von Tumorzellen bestimmt, sodass eine genauere Voraussage über deren Aggressivität und eine bessere individuelle Therapieplanung möglich werden. Die Hoffnung ist, dass auf diese Weise eine größere Zahl von Patienten für die schonende aktive Überwachung infrage kommt.

Ursachen für Prostatakrebs sind noch unklar

Im Gegensatz zu anderen Krebsformen konnten in Bezug auf Prostatakrebs keine eindeutigen Risikofaktoren ausgemacht werden. Selbst für die üblichen Verdächtigen (Rauchen und Alkohol) ist die Studienlage bisher eher unklar. Was klar ist: Das Risiko steigt mit zunehmendem Alter, und Testosteron spielt eine Schlüsselrolle bei der Entstehung – Faktoren, die wir gar nicht bzw. wenig beeinflussen können. Einige Hinweise ergeben sich bezüglich der Risikofaktoren Übergewicht, Bewegungsmangel und Vererbung. Auf diesem Feld besteht also ein erheblicher Forschungsbedarf.

Der Einfluss von Testosteron

Prostatakrebs gehört (wie Brustkrebs bei der Frau) zu den hormonabhängigen Krebsformen. Beim Prostatakarzinom stimuliert vor allem das männliche Geschlechtshormon Testosteron das Wachstum. Umgekehrt kann der Krebs ohne dieses Hormon offenbar nicht entstehen. Der Beweis: Männer, die aufgrund eines Unfalls vor der Pubertät beide Hoden verloren hatten und nicht mit Testosteron behandelt wurden, erkranken nicht an Prostatakrebs.

Hormonentzug stellt daher eine wichtige Behandlungsmöglichkeit dar, insbesondere wenn sich ein fortgeschrittener Prostatakrebs nicht durch eine Operation oder Bestrahlung in den Griff bekommen lässt. Da die Antihormontherapie systemisch, also im gesamten Organismus, wirkt, bietet sie Vorteile für Patienten, bei denen der Tumor nicht mehr auf die Prostata begrenzt ist. Der Hormonentzug wird heute in der Regel durch Medikamente bewirkt, wodurch eine Entfernung der Hoden unterbleiben kann. Der Vorteil: Durch die Antihormontherapie lässt sich oftmals ein Wachstumsstopp erreichen, der über viele Monate bis Jahre anhält. Eine dauerhafte Heilung ist jedoch nicht zu erwarten, da die meisten Tumorzellen irgendwann nicht mehr auf den Entzug der männlichen Geschlechtshormone reagieren, sie werden dann als »hormontaub« bezeichnet. In solchen Fällen kommen andere Behandlungsformen wie etwa eine Chemotherapie infrage.

Prävention durch Hormonentzug

Wäre eine Unterbrechung der Testosteronwirkung nicht ein guter Schutz vor Prostatakrebs? Diese Möglichkeit wird in klinischen Studien tatsächlich geprüft. Durch den Einsatz von Finasterid, einem Wirkstoff, der den Umbau des männlichen Geschlechtshormons Testosteron zum eigentlich wirksamen Dihydrotestosteron bremst, traten weniger häufig bösartige Tumoren unter den Studienteilnehmern auf. Der Grund: Dihydrotestosteron ist für das Gewebewachstum verantwortlich. Das Problem: Der Hormonentzug geht mit gravierenden Nebenwirkungen einher. Viele Teilnehmer klagten über Erektionsstörungen, nachlassende sexuelle Aktivität und über Brustdrüsenwachstum. Zur Krebsprävention sind derartige Präparate in Deutschland nicht zugelassen. Die Suche nach Möglichkeiten einer wirksamen Vorbeugung dauert also an.

Altersbedingte Prostatavergrößerung

Ein älterer Herr stöhnt am Morgen: »Ich war letzte Nacht fünfmal auf der Toilette, um einmal pinkeln zu gehen.« Hier wird auf humorvolle Weise beschrieben, welche Folgen eine gutartige Vergrößerung der Prostata für Männer haben kann. Die benigne Hyperplasie stellt nach heutigem Wissensstand kein erhöhtes Risiko für Prostatakrebs dar. Sie tritt jedoch bei jedem zweiten Mann im Alter ab 50 Jahren auf. In vielen Fällen bleibt diese »Volkskrankheit« symptomfrei. Nicht selten kommt es aufgrund einer vergrößerten Vorsteherdrüse jedoch zu Problemen beim

Wasserlassen (zum Beispiel häufiger, auch nächtlicher Harndrang oder ein abgeschwächter Harnstrahl). Diese Symptome sind in der Regel gut behandelbar und sollten daher frühzeitig in Angriff genommen werden.

Kürbis & Co. ersetzen nicht den Urologen

Pflanzenextrakte zur Behandlung von leichten Formen der gutartigen Vergrößerung der Prostata erfreuen sich großer Beliebtheit. Viele Männer glauben, dass sich mit rezeptfreien Nahrungsergänzungsmitteln wie Kürbiskernextrakten und Komplexmitteln mit Brennnessel, Sägepalme, Roggenpollen oder Vitamin B 6 eine wirkungsvolle Behandlung erzielen lässt. Leider gibt die Studienlage wenig Anlass zu dieser Hoffnung. Wenn überhaupt, dann ist nur ein schwacher Effekt zu erwarten. Einziger Vorteil: Diese Produkte sind in aller Regel frei von Nebenwirkungen. Die Kosten haben die Betroffenen allerdings selbst zu tragen, da die gesetzlichen Krankenkassen aufgrund fehlender Wirksamkeitsnachweise nicht zahlen.

Und Vorsicht: Problematisch wird es, wenn der Gebrauch solcher Produkte den Arztbesuch ersetzt (was nicht selten der Fall ist). Männer konsultieren erwiesenermaßen weniger häufig einen Mediziner als Frauen, vor allem wenn es sich bei den Beschwerden um männerspezifische Probleme handelt. Doch als Ersatz für den Arztbesuch eignen sich pflanzliche Nahrungsergänzungsprodukte definitiv nicht. Schwierigkeiten beim Wasserlassen (sogenannte Miktionsstörungen) können zum Beispiel auch von der Blase herrühren, auf eine Entzündung zurückgehen oder andere behandlungsbedürftige Ursachen haben, die zunächst abgeklärt werden sollten.

Wann sollten Sie zum Urologen gehen?

💡 **Tipp 1: Ab dem Alter von 45 Jahren.** Einmal pro Jahr sollten Sie ab diesem Alter zur Prostata-Vorsorgeuntersuchung gehen, einer kostenfreien Leistung der gesetzlichen Krankenversicherungen (siehe Erfahrungsbericht auf Seite 141).

Unabhängig vom Alter sollte man sich bei folgenden Beschwerden untersuchen lassen:

💡 **Tipp 2: Probleme beim Wasserlassen.** Die Prostata umschließt die Harnröhre ringförmig. Vergrößert sich das Organ und verengt dabei die Harnröhre, kommt es zu Problemen beim Wasserlassen. Häufiger, auch nächtlicher Harndrang, ein schwächerer Harnstrahl und das sogenannte »Nachtröpfeln« können die Folge sein.

💡 **Tipp 3: Blut in Urin oder Sperma.** Keine Panik, es kann auch eine harmlose Ursache (zum Beispiel eine Entzündung) dahinterstecken. Aber das weiß man erst nach der ärztlichen Untersuchung.

💡 **Tipp 4: Inkontinenz.** Unfreiwilliger Urinverlust kann unterschiedliche Ursachen haben und sollte umgehend vom Urologen untersucht werden.

💡 **Tipp 5: Potenzstörungen.** Impotenz oder eine unbefriedigend starke Erektion können ebenfalls auf Probleme der Prostata zurückgehen.

💡 **Tipp 6: Veränderungen an den Hoden.** Das Risiko, an einem bösartigen Hodentumor zu erkranken ist im Alter zwischen 18 und 35 Jahren am höchsten. Sollten Sie harte, höckrige Veränderungen an den Hoden feststellen, bitte sofort zum Urologen gehen.

Ein Selbsterfahrungsbericht

Keine falsche Scham

Einige Männer meiden die Prostatavorsoge, weil sie unter Schamgefühlen leiden. Ich verstehe das. Besonders toll finde ich es auch nicht, mich vor einem fremden Mann auszuziehen und ihn an meinen Geschlechtsteilen hantieren zu lassen. Als ich das erste Mal zur Vorsorge ging, sagte ich mir: »Was ist schon dabei, dieser Urologe hat Tausende solcher Vorsorgeuntersuchungen durchgeführt und entsprechend viele Genitalien inspiziert. Darunter kleine, große, krumme, gerade und so weiter. Für diesen Experten ist das reine Routine. Das braucht dir nicht peinlich zu sein.« Diese Überlegungen halfen mir, meine Scham zu überwinden. Anderen scheint das nicht so leichtzufallen. Fakt ist: Nur etwa 14 Prozent aller Männer gehen zur Prostata-Vorsorgeuntersuchung.

Wie läuft die Untersuchung ab?

Mein Urologe zog sich ein paar frische Einmalhandschuhe an und ließ sich meinen Penis zeigen, er schob die Vorhaut zurück und guckte sich die Eichel an. Dann tastete er beide Hoden ab. Anschließend bat er mich, mich auf die Seite zu legen, mit dem Po in seine Richtung. Dann checkte er die Größe meiner Prostata, indem er mir seinen mit Gleitflüssigkeit präparierten Finger in den Mastdarm steckte. Ich fand das ein bisschen unangenehm, aber Schmerzen bereitet diese Untersuchung nicht. Das Ganze dauert keine fünf Minuten. Manchmal setzt der Urologe anschließend noch ein Ultraschallgerät ein, um von der Bauchdecke aus die Prostata genau zu vermessen. Mithilfe der Palpation, so wird eine Tastuntersuchung medizinisch bezeichnet, können etwa 60 Prozent der vorhandenen Tumoren entdeckt werden.

Stellt der Urologe anhand der Tastuntersuchung einen verdächtigen Befund fest, beträgt die Wahrscheinlichkeit 28 Prozent, dass tatsächlich Prostatakrebs vorliegt.

Meine Entscheidung zur PSA-Untersuchung

Im Anschluss an die Untersuchung – Befund unauffällig, mit einer meinem Alter entsprechend leicht vergrößerten Prostata – klärte mich mein Urologe über die Möglichkeit der Bestimmung des PSA-Werts als zusätzliches Diagnoseinstrument auf. Ich wies den Mann auf die unklare Studienlage hin, was er auch sogleich bestätigte. Er vertrat dennoch die Meinung, dass eine regelmäßige Bestimmung des PSA-Werts, eingebunden in eine individuelle Betrachtung aller weiteren Faktoren, eine gute Ergänzung der Krebsvorsorge darstellt. Keine leichte Entscheidung, fand ich und musste an zwei Freunde denken. Beide in meinem Alter, und beide hatte es kürzlich »erwischt«. Erst waren die PSA-Werte sprunghaft angestiegen. Dann folgten Biopsie, Krebsdiagnose und operative Entfernung der Prostata. Die Untersuchung des Tumorgewebes bestätigte: Es handelte sich um gefährliche Krebsformen, die glücklicherweise noch nicht gestreut hatten. Hatte der PSA-Test meinen Freunden das Leben gerettet? Gut möglich. Fazit für mich: Ich habe mich dazu entschlossen, die Entscheidung bis zum nächsten Vorsorgetermin zu vertagen.

Prostataschutz

> **Tipp 7: Sex schützt vor Prostatakrebs.** Dies belegen Daten von etwa 32.000 Männern, die im Rahmen der Health Professionals Follow-up Studie über insgesamt 18 Jahre beobachtet wurden. Ergebnis: Männer mit mehr als 20 Samenergüssen pro Monat hatten ein um 20 Prozent geringeres Prostatakrebs-Risiko im Vergleich zu denen mit nur vier bis sieben Orgasmen pro Monat. Mögliche Erklärung: Beim Sex wird der Stoffwechsel der Prostata angeregt. Wie, wo und wann, ist unerheblich. Es kommt lediglich auf die sexuelle Aktivität an.

💡 **Tipp 8: Soja.** In Ländern wie Japan und China mit sojareicher Ernährung kommen hormonabhängige Krebserkrankungen wie Prostatakrebs deutlich seltener vor, was auf den hohen Anteil sogenannter Isoflavone in Sojaprodukten zurückgeführt wird. Studien zeigen jedoch, dass ein Nahrungsergänzungsprodukt aus eiweißreichem Sojapulver keine protektive Wirkung entfalten konnte. Offenbar kommt es auf eine ganzheitliche asiatische Ernährung an, zu der neben Sojaprodukten viel Obst und Gemüse sowie frischer Seefisch gehören.

💡 **Tipp 9: Kreuzblütengewächse:** Pflanzen dieser Gattung haben einen nachweislich vorbeugenden Effekt gegen Prostatakrebs. Zurückgeführt wird dies auf die enthaltenen Senföle, die die Teilung von Tumorzellen hemmen. Kreuzblütengewächse sind alle Kohlsorten, Radieschen, Steckrüben, Rettich, Kresse, Senf und Raps.

✓ Mein Risiko, an Prostatakrebs zu sterben

Aus der Summe Ihrer persönlichen Risikofaktoren ergibt sich Ihr individuelles Gefährdungsprofil. Bitte ankreuzen, was zutrifft:

○ Sind Sie älter als 70 Jahre?

○ Treiben Sie wenig oder keinen Sport (weniger als eine Stunde pro Woche)?

○ Leiden Sie an Übergewicht (BMI* ab 30)?

○ Nutzen Sie die Möglichkeit der Prostata-Vorsorgeuntersuchung nicht?

○ Leidet oder litt Ihr Vater an Prostatakrebs?

Auswertung: 0 bis 1 Punkt zutreffend = geringes Risiko; 2 bis 3 Punkte zutreffend = mittleres Risiko; 4 bis 5 Punkte zutreffend = erhöhtes Risiko

Body-Mass-Index = Gewicht in Kilogramm geteilt durch Körpergröße in Metern zum Quadrat. Diverse BMI-Rechner finden Sie im Internet.

WIE MAN NICHT DURCH EINEN SELBSTMORD STIRBT

Risiko-Check

TODESRISIKO:	Todesursache Nr. 11
TODESFÄLLE:	10.000 pro Jahr
TODESFÄLLE MÄNNER:	7500
TODESFÄLLE FRAUEN:	2500
ÜBERLEBENSCHANCE:	90 Prozent
SCHUTZWIRKUNG VORSORGE:	Gut

(Quelle: Statistisches Bundesamt)

Fakten-Check

MÄNNER SIND KONSEQUENTER ALS FRAUEN

Als Freitod, Selbstmord oder Suizid wird die vorsätzliche Beendigung des eigenen Lebens bezeichnet. Statistisch kommen auf jeden vollendeten Selbstmord zehn bis fünfzehn Versuche. Insbesondere Frauen sind weniger »erfolgreich« bei der Ausführung einer Selbsttötung – ein Grund für die Tatsache, dass die Suizidrate bei Frauen deutlich niedriger ist (siehe oben). Suizidgefährdete Menschen leiden in den meisten Fällen unter einer psychischen Erkrankung. Schätzungen zufolge liegt 70 Prozent aller Selbstmorde eine behandlungsbedürftige depressive Störung zugrunde. Auslöser können Jobverlust, Verlust des Partners, unheilbare Erkrankungen oder andere Schicksalsschläge sein. Mit etwa 50 Prozent ist das Erhängen die häufigste Todesart bei Selbsttötungen. Es folgen Herabspringen von hohen Gebäuden (10 Prozent), Medikamentenvergiftung (8 Prozent), Erschießen (5 Prozent), sich vor einen Zug oder ein Kraftfahrzeug werfen (5 Prozent) und die Vergiftung durch Autoabgase (2 Prozent). Die Suizidforschung geht heute davon aus, dass vielen Betroffenen geholfen werden kann, wenn sie sich auf eine Behandlung einlassen. Das Problem: Suizidgefährdete vermeiden es oftmals, sich einem Arzt oder Psychologen anzuvertrauen, weil es ihnen schwerfällt, über ihre Suizidgedanken zu sprechen. Sie fürchten, nicht ernst genommen oder nicht verstanden zu werden oder dass ihre Probleme unlösbar sind. Die Selbstmordrate in Deutschland ist im Laufe der letzten dreißig Jahre dennoch rückläufig. Eine positive Entwicklung, die auf eine Enttabuisierung psychischer Erkrankungen und die bessere Beratung und Behandlung von Depressionen zurückgeführt wird.

Mehr Selbstmorde als Verkehrstote

Die gute Nachricht: Seit etwa 30 Jahren ist bei der Selbstmordrate in Deutschland ein kontinuierlicher Abwärtstrend zu verzeichnen. Sie ist in diesem Zeitraum von knapp 18.000 auf etwa 10.000 Fälle pro Jahr gefallen. Aber: Im Vergleich zu anderen Todesursachen fällt die Suizidrate dennoch erschreckend hoch aus. Was kaum jemand vermuten würde: Auf einen Verkehrstoten (ca. 3600 pro Jahr) kommen drei Selbstmorde. Erschwerend kommt hinzu, dass Experten von einer Dunkelziffer von etwa 25 Prozent ausgehen. Die Vermutung: Hinter so mancher unklaren Todesursache wie einem Unfalltod könnte sich ein weiterer Suizid verbergen. Schätzungen der WHO zufolge liegt bei 65 bis 95 Prozent aller Selbsttötungen eine Depression als Ursache vor.

Risikofaktor Jugend: 15- bis 25-Jährige besonders gefährdet

Selbstmord ist die häufigste Todesursache bei jungen Menschen zwischen 15 und 25 Jahren. Die Phase der Pubertät und Orientierung, der Wechsel vom Kind und Jugendlichen in das Erwachsenenleben stellt viele Menschen vor existenzielle Probleme. Es passiert einfach zu viel auf einmal. Der Körper verändert sich, im Gehirn laufen wichtige Reifungsprozesse, und die Hormone spielen verrückt. Das Verhalten von Jugendlichen in der Pubertät ist oft impulsiv, irrational und vor allem risikofreudig. Hinzu kommt eine Neigung, Vorschriften und Gesetze zu ignorieren, um völlig sinnlose und gefährliche Dinge zu tun. Erste Experimente mit Alkohol und anderen Drogen erhöhen die Risikobereitschaft, gerade bei Jungen, und führen zu einer erhöhten Unfallgefahr. Auf Phasen großen Selbstvertrauens und übermütiger Lebensfreude folgen oftmals Gefühle von Unsicherheit, Zweifel an den eigenen Fähigkeiten und Ängste. Plötzlich fehlt der Schutz der elterlichen Liebe und Geborgenheit. Doch es gibt kein Zurück mehr. Junge Menschen müssen sich abnabeln, mit Enttäuschungen klarkommen, zum Beispiel einer unerwiderten Liebe oder mit dem Bruch einer innigen Freundschaft. Sie müssen akzeptieren, dass die Welt ungerecht ist und sie mit ihrem Idealismus nicht alle Problem lösen können. Die Heranwachsenden lernen ihre eigenen Grenzen kennen und müssen begreifen, dass ihr Talent zum Beispiel nicht für ein Musik- oder Kunststudium ausreicht. Kurz: In dieser Zeit kommt es darauf an, sich mit den offensichtlichen Unzulänglichkeiten des Daseins zu arrangieren und gleichzeitig einen Platz im Leben, in der Gesellschaft zu finden. Eine ganz schön schwere Aufgabe – auch für die Eltern!

Der »Werther-Effekt« oder:
Warum es gefährlich ist, über Selbstmord zu berichten

Seit die Veröffentlichung von Goethes Roman »Die Leiden des jungen Werthers« im Jahr 1774 zu einer Welle von Selbsttötungen führte, werden Nachahmer-Suizide in der wissenschaftlichen Literatur als »Werther-Effekt« bezeichnet. Zahlreiche junge Männer der Goethe-Zeit hatten sich in einer Weise umgebracht, die deutlich als Nachahmung der Romanvorlage erkennbar war. Heute belegen zahlreiche Studien den Zusammenhang zwischen der Medienberichterstattung über Selbstmorde und anschließenden Nachahmungs-Suiziden. Zum Beispiel: In den Tagen nach dem Suizid von Nationaltorwart Robert Enke im November 2009 war ein deutlicher Anstieg von Suiziden nach dem gleichen Muster zu verzeichnen. Der Deutsche Presserat mahnt daher in seinem Kodex bei der Berichterstattung über Suizide zur Zurückhaltung. So sollen Meldungen zu Selbstmordereignissen nicht in besonders spektakulärer, romantisierender oder idealisierender Weise formuliert werden. Auch auf die Veröffentlichung von Fotos oder Abschiedsbriefen Betroffener soll verzichtet werden. Eine detaillierte Beschreibung der Suizidmethode und des Ortes (zum Beispiel eine bestimmte Brücke) hat zu unterbleiben.

ⓘ ÄLTERE MÄNNER VERLIEREN OFT DIE LUST AM LEBEN

1. Mit dem Ruhestand fällt ein wesentlicher Teil sinnstiftender Aufgaben und Beziehungen weg. Männern, deren Selbstwertgefühl häufig stark von ihrer beruflichen Position geprägt war, fällt es schwerer, mit diesen Veränderungen klarzukommen.

2. Männer tun sich schwerer damit, sich gesundheitliche Probleme, vor allem psychische Leiden einzugestehen und Hilfe anzunehmen. Depressionen werden bei Frauen deutlich schneller und häufiger erkannt und behandelt.

3. Männliche Selbstmörder, sind zuvor häufig unfreiwillig zum Single geworden: Sie sind verwitwet oder mussten Trennungen und Scheidungen hinnehmen und kommen dann schlechter mit dem Alleinsein klar als Frauen. Offenbar besteht bei Männern eine größere Abhängigkeit in der Beziehung. Es fällt ihnen schwerer, sich selbst zu versorgen und das Leben zu gestalten. Ihre Frauen sorgen für den Erhalt der Sozialkontakte. Männer haben Probleme, über ihre Gefühle zu sprechen. Wenn sie sich jemandem öffnen, dann ihrer Frau. Entfällt diese Möglichkeit, neigen sie zur Vereinsamung.

4. Im Alter steigt die Zahl der körperlichen Erkrankungen, oft begleitet von chronischen Schmerzen, was die Lebensqualität beeinträchtigt. Frauen haben die größere Fähigkeit, sich damit zu arrangieren.

5. Alkoholismus spielt laut einer Studie der WHO in bis zu 50 Prozent aller Suizidfälle eine Rolle. Da laut Statistik doppelt so viele Männer alkoholkrank sind wie Frauen, erhöht sich das Selbstmordrisiko für Männer entsprechend.

6. Männer wählen wirksamere Tötungsmethoden und sind dadurch effektiver (Erschießen, Erhängen oder Sprung von einem hohen Gebäude). Frauen hingegen wählen öfter Medikamente oder das Öffnen der Schlagadern und können demzufolge eher gerettet werden.

So erkennen Sie eine Depression

Schätzungen der Stiftung Deutsche Depressionshilfe zufolge leiden etwa 5 Prozent der deutschen Bevölkerung an einer behandlungsbedürftigen Depression. Die meisten Betroffenen können ihre Beschwerden zu Beginn der Erkrankung gar nicht einordnen. Unspezifische Symptome wie Müdigkeit, Konzentrationsstörungen und eine allgemein schlechte Stimmung können schließlich jeden mal treffen. Wann spricht man von einer Depression? Entscheidend ist die Dauer so einer Missstimmung. Halten die Beschwerden über Wochen an, können sie Anzeichen für den Beginn einer depressiven Erkrankung sein.

Drei Hauptsymptome kennzeichnen eine Depression:

Niedergeschlagenheit: Das Gefühl tiefer Herabgestimmtheit, Traurigkeit und oft innerer Leere. Betroffene fühlen sich mutlos, hoffnungslos und verlieren sogar die Freude an sonst als angenehm empfundenen Dingen.

Interessenverlust, Freudlosigkeit: Eine Abflachung der Emotionen führt zur Unfähigkeit, auf freudige oder bedrückende Ereignisse zu reagieren. Stattdessen wird eine innerliche Leere und Gefühllosigkeit empfunden.

Energieverlust: Selbst einfache Entscheidungen und Tätigkeiten werden als Last empfunden. Der Mangel an Konzentrationsfähigkeit und Energie führt zu dem Gefühl von Überanstrengung und Überforderung.

Weitere typische Symptome sind:

- Vermindertes Selbstwertgefühl und Selbstvertrauen
- Gefühle von Schuld und Wertlosigkeit
- Angst vor der Zukunft
- Schwere Schlafstörungen
- Verminderter Appetit
- Vermindertes sexuelles Verlangen

Mögliche Ursachen für eine Depression

Vor einem schweren Schicksalsschlag wie dem plötzlichen Tod eines nahen Angehörigen kann man sich nicht schützen. Auch Menschen, die sich von ihrem Umfeld dauerhaft missverstanden oder abgelehnt fühlen, ziehen sich manchmal in ihr »Schneckenhaus« zurück. Eine Resignation, die auf dem Erlebnis basiert, dass diese Welt ihnen keinen Platz zu bieten scheint. Ein solcher Rückzug kann über die soziale Isolation in eine depressive Symptomatik führen. Doch neben solchen sozialen Risikofaktoren kommen auch körperliche Faktoren als Ursache für eine Depression in Betracht. So spielen zum Beispiel Gewebshormone und sogenannte Neurotransmitter wie das Serotonin eine wichtige Rolle bei der Entstehung von Depressionen. Oft wirken mehrere Risikofaktoren psychologischer, biologischer und sozialer Natur zusammen, wenn es zu einer psychischen Erkrankung kommt. Das Phänomen: Menschen reagieren völlig unterschiedlich auf solche Belastungssituationen. Während einige buchstäblich zusammenbrechen, entwickeln andere ganz besondere Kräfte und gehen gestärkt aus Lebenskrisen hervor.

ⓘ RESILIENZ – KRAFT AUS DER KRISE

Als Resilienz bezeichnen Psychologen die besondere Fähigkeit, mit Krisen fertig zu werden und sogar gestärkt daraus hervorzugehen. Ähnlich wie unser Körper verfügt auch unsere Seele über eine Art Immunsystem. Die Frage lautet: Wie funktioniert dieses psychische Schutzsystem und was kann man tun, um die »mentalen Abwehrkräfte« zu stärken?

— Ärzte und Psychologen konzentrieren sich oft auf die Defizite einer Persönlichkeit, wenn es darum geht, psychische Probleme zu analysieren und Behandlungskonzepte zu entwickeln. Mit der Resilienzforschung kommt eine neue Blickrichtung in die Entwicklungspsychologie und leitet einen Perspektivenwechsel ein.

— Anstatt zu fragen »Was macht die Seele krank?« lautet die Frage nun: »Was macht die Seele stark?«

So trainieren Sie Ihre psychische Abwehrkraft

Die überraschende Erkenntnis: Es scheint nicht unbedingt einer heilen Welt zu bedürfen, um mentale Widerstandskraft zu entwickeln. Eher ist das Gegenteil der Fall. Ähnlich unserem körperlichen Immunsystem benötigt auch die Psyche ein gewisses Training, um Krisen besser standhalten zu können. Die Konsequenz: Es ist möglich, die psychische Widerstandskraft bewusst zu trainieren. Dabei geht es vor allem darum, in Krisen handlungsfähig zu bleiben. Ob dies gelingt, hängt vor allem davon ab, welche Einstellung wir Problemen gegenüber entwickelt haben. Die folgenden sieben Punkte bieten Ansätze für ein effektives Resilienz-Training.

> 💡 **Tipp 1: Potenzialförderung statt Schwächenanalyse.** Talente und Fähigkeiten fördern. Am Potenzial orientieren, anstatt Fehler und Schwächen zu analysieren. Sich selbst in Begriffen von Wachstum und Entwicklung wahrnehmen.

Maßnahme: Führen Sie ein Erfolgstagebuch. Darin wird alles festgehalten, was Ihnen gut gelungen ist. Das schärft den Blick für Ihre Stärken und hebt das Selbstvertrauen.

> 💡 **Tipp 2: Lösungsorientierung statt Problemorientierung.** Krisen als Herausforderungen betrachten. Positiv denken, Chancen erkennen. Nicht in der Opferrolle stecken bleiben.

Maßnahme: Wenn es das nächste Mal kriselt, fragen Sie sich nicht »Warum passiert das immer mir?« sondern »Was kann ich tun, um die Situation zu meistern?«

> 💡 **Tipp 3: Kleine Schritte statt großer Sprünge.** Realistische Ziele definieren und Stück für Stück umsetzen. Konsequentes Handeln führt zu einem Bewusstsein von Selbstwirksamkeit und stärkt die mentale Widerstandskraft.

Maßnahme: Halten Sie Ihre Ziele schriftlich fest, in zwei Spalten, eine für die beruflichen, eine für die privaten. Beginnen Sie mit je einem Ziel und definieren Sie realistische Schritte zur Umsetzung.

> 💡 **Tipp 4: Soziales Gewissen statt Nabelschau.** Den Blick nach außen richten. Selbstbezogenheit überwinden und dabei entdecken, dass andere Menschen auch Probleme haben, oft genau die gleichen.

Maßnahme: Engagieren Sie sich! Vielleicht in einem Ehrenamt. Wer sich für andere einsetzt, bekommt viel zurück und erlebt sich selbst in einer neuen Rolle.

> 💡 **Tipp 5: Hilfe nutzen statt zu scheitern.** Die eigenen Grenzen erkennen und respektieren. Eine realistische Selbsteinschätzung führt zu der Bereitschaft, auf Hilfe von außen zurückzugreifen.

Maßnahme: Rechtzeitig für Unterstützung zu sorgen, ist kein Zeichen von Schwäche, sondern zeigt Mut und Stärke. Das gilt sowohl im privaten als auch im beruflichen Bereich. Außerdem: Die meisten Menschen helfen gern. Entscheidend ist, dass Sie den ersten Schritt tun und darum bitten.

> 💡 **Tipp 6: Kontaktpflege statt Alleingang.** Sich als Teil einer Gemeinschaft zu erleben schafft Vertrauen und gibt Sicherheit.

Maßnahme: Pflegen Sie Ihr Netzwerk. Welche Menschen sind Ihnen wichtig? Wann haben Sie sie das letzte Mal gesehen? Nehmen Sie sich vor, jede Woche wenigstens eine Verabredung zu treffen.

> 💡 **Tipp 7: Eigenverantwortung statt Schuldzuweisung.** Jeder reagiert in schwierigen Situationen anders. Was den einen überfordert, empfindet der Nächste als spannende Herausforderung. Konsequenz: Jeder ist für seine Emotionen selbst verantwortlich, weder die Umstände noch andere Menschen tragen die Schuld daran – eine unbequeme Erkenntnis, die jedoch unsere Krisenfähigkeit stärkt.

Maßnahme: Wenn Sie sich das nächste Mal ärgern, an die frische Luft gehen und dreimal tief durchatmen. Spüren Sie in »Ihren« Ärger hinein. Vergegenwärtigen Sie sich, dass Sie diese Emotion selbst erzeugen – und daher auch steuern können.

Wie wird eine Depression behandelt?

Neben der medikamentösen Behandlung gilt insbesondere die kognitive Verhaltenstherapie, eine der verbreitetsten und am besten untersuchten Formen von Psychotherapie, als wichtiges Element der Depressionsbehandlung. Die Grundannahme: Was wir denken, wie wir uns fühlen und uns verhalten, hängt eng miteinander zusammen. Daher ist es wichtig, sich über seine Gedanken, Einstellungen und Erwartungen klar zu werden. Das Ziel: Nicht zutreffende und belastende Überzeugungen sollen aufgedeckt und verändert werden. Denn solche negativen Denkmuster entwickeln sich manchmal zu sich selbst erfüllenden Prophezeiungen und machen den Betroffenen das Leben schwer.

Burn-out: Überarbeitet oder wirklich krank?

Wenn andauernder Stress in Job und Privatleben zu depressiven Symptomen führt, sprechen wir vom sogenannten Burn-out-Syndrom. Obwohl keine klaren medizinischen Kriterien zur Diagnose dieses Krankheitsbildes existieren, ähneln seine typischen Symptome denen einer Depression: Erschöpfung, innere Unruhe, Schlafstörungen, Überforderung und emotionale Überlastung. Worin besteht dann der Unterschied? Die Antwort: Es gibt keinen! Halten die Beschwerden länger als zwei Wochen an, muss von einer depressiven Verstimmung ausgegangen werden. Denn auch ein totaler Erschöpfungszustand infolge hoher Stressbelastung, Überarbeitung und Überforderung kann zu einer »echten« depressiven Erkrankung führen. Dann hilft meist auch kein Urlaub oder im Job vorübergehend mal kürzerzutreten.

Bei anhaltendem Erschöpfungsgefühl und Verlust der Lebensfreude sollte die Diagnose von einem Arzt gestellt werden. Ist der Burn-out lediglich ein Erschöpfungszustand, der durch zu wenig Schlaf und zu viel Arbeit ausgelöst wurde, können Ausschlafen und Urlaubmachen hingegen Wunder wirken. Durch die starke Medienpräsenz des Burn-out-Begriffs wird jedoch leicht vergessen, dass sich gerade berufliches Engagement und entsprechende soziale Anerkennung für die meisten Menschen eher depressionsvorbeugend auswirken.

Sonderfall Sterbehilfe

Menschen, die ihrem Leben aufgrund einer unheilbaren Krankheit oder einer schweren Behinderung ein Ende setzen wollen, sind unter Umständen auf Hilfe angewiesen. Doch die sogenannte aktive Sterbehilfe ist auch nach neuester Gesetzeslage in Deutschland strafbar. Der Gesetzgeber unterscheidet vier Formen der Sterbehilfe:

Indirekte Sterbehilfe: Diese Form ist zulässig, wenn ein Arzt einem Todkranken mit dessen Einverständnis schmerzlindernde Medikamente gibt, die als Nebenwirkung den Todeseintritt beschleunigen. Dem Patienten soll so ein Tod in Würde und Schmerzfreiheit ermöglicht werden.

Passive Sterbehilfe: Der Verzicht auf lebensverlängernde Maßnahmen bei einer tödlich verlaufenden Erkrankung oder Verletzung wird als passive Sterbehilfe bezeichnet und ist, bei einer entsprechenden Willenserklärung des Patienten zulässig.

Aktive Sterbehilfe: Das Töten eines Schwerkranken, zum Beispiel durch das Spritzen bestimmter Medikamente, gilt als Totschlag und wird mit mindestens fünf Jahren Haft bestraft, auch wenn der ausdrückliche Sterbewunsch des Patienten nachgewiesen werden kann.

Beihilfe zur Selbsttötung: In diesem Fall ist die Rechtslage nicht eindeutig. Der Sterbewillige führt den letzten Schritt der Selbsttötung zwar eigenständig aus, zum Beispiel indem er die ihm übergebenen Schlaftabletten einnimmt, doch sobald die Wirkung einsetzt, muss der »Assistent« für Hilfe sorgen, indem er einen Notruf absetzt. Tut er das nicht, droht eine Anklage wegen unterlassener Hilfeleistung.

Tipp 8: Wenn Sie selbst darüber bestimmen wollen, was medizinisch unternommen werden soll, falls Sie aufgrund eines Unfalls oder einer Erkrankung entscheidungsunfähig geworden sind, sollten Sie eine Patientenverfügung erstellen. Umfangreiche Informationen und Textbausteine hierzu finden Sie in einem Merkblatt des Bundesministeriums der Justiz und für Verbraucherschutz (www.bmjv.de) unter dem Stichwort: »Patientenverfügung«.

✓ Mein Risiko, an einem Selbstmord zu sterben

Aus der Summe Ihrer persönlichen Risikofaktoren ergibt sich Ihr individuelles Gefährdungsprofil. Bitte ankreuzen, was zutrifft:

○ Fühlen Sie sich beruflich überfordert?

○ Leiden Sie häufiger unter Angstzuständen?

○ Haben Sie in den letzten Jahren einen schweren Schicksalsschlag wie den Tod eines nahen Angehörigen oder die Trennung von Ihrem Partner erlitten?

○ Verbringen Sie regelmäßig länger als zehn Stunden pro Tag im Bett?

○ Leiden Sie regelmäßig unter gedrückter Stimmung und Antriebslosigkeit?

○ Besteht bei Ihnen eine Alkohol-, Drogen- oder Medikamentenabhängigkeit?

○ Leidet oder litt Ihre Mutter/Ihr Vater an Depressionen?

Auswertung: 0 bis 1 Punkt zutreffend = geringes Risiko; 2 bis 4 Punkte zutreffend = mittleres Risiko; 5 bis 7 Punkte zutreffend = erhöhtes Risiko

WIE MAN NICHT DURCH EINEN UNFALL STIRBT

Risiko-Check

TODESRISIKO:	Todesursache Nr. 12
UNFÄLLE IN DEUTSCHLAND:	10 Millionen
STERBEFÄLLE:	23.000 pro Jahr
ÜBERLEBENSCHANCE:	97,7 Prozent
SCHUTZWIRKUNG VORSORGE:	sehr gut

(Quelle: Statistisches Bundesamt, Robert Koch-Institut)

Fakten-Check

TODESRISIKO FREIZEIT

Das Statistische Bundesamt gibt für jedes Jahr eine Aufstellung der Ursachen tödlich verlaufender Unfälle heraus. Angeführt wird diese Liste von etwa 9000 Fällen, die in den eigenen vier Wänden passieren. Mit großem Abstand folgen die Verkehrstoten mit etwa 3600. Eine große Gruppe bilden 9500 Todesfälle, die keiner Unfallkategorie zugeordnet werden können und daher unter »sonstige Unfälle« erfasst werden. Hierbei handelte es sich vor allem um Sterbefälle, bei denen eine nähere Angabe zum Unfallgeschehen auf dem sogenannten Totenschein gefehlt hat – ein Umstand, den das Bundesamt für Arbeitsschutz und Arbeitsmedizin zum Anlass nimmt, diese ungeklärten Todesfälle dem Bereich Freizeit zuzuordnen. Das Statistische Bundesamt geht davon aus, dass ein Großteil der »sonstigen Unfälle« in den Bereich der häuslichen Unfälle gehört. Die verbleibenden etwa 900 Sterbefälle sind Folge von Arbeits- und Schulunfällen. Aufgrund der ganz unterschiedlichen Ursachen und der Tatsache, dass in der Regel keine Erkrankung dahintersteckt, stellen Unfälle eine Ausnahme dar und rangieren daher an letzter Position der zwölf häufigsten Todesursachen in Deutschland. Die absolute Zahl ihrer Opfer fällt jedoch höher aus als bei Brustkrebs, Prostatakrebs und Suizid.

Trügerische Sicherheit

Regionale und überregionale Medien berichten täglich über neue schreckliche Unglücksfälle im Straßenverkehr. Die Gefahr, durch einen Unfall verletzt oder getötet zu werden scheint allgegenwärtig. Deshalb geben wir unseren Lieben gern gute Wünsche mit auf den Weg, wenn sie das Haus verlassen. »Gute Fahrt«, »Komm gut hin!« oder »Pass gut auf dich auf!«, so lauten die häufigsten Abschiedsformeln. Zugegeben: Sich im Straßenverkehr zu bewegen ist gefährlich. Ob im Auto, auf dem Rad oder zu Fuß, je höher das Verkehrsaufkommen, desto größer die Gefahr. Der Trugschluss besteht jedoch darin, dass die viel größere Gefahr, die in den eigenen vier Wänden lauert, nicht wahrgenommen wird! Denn 3600 Verkehrstoten stehen mehr als 9000 Todesfälle gegenüber, die in der Statistik als häuslicher Unfall bezeichnet werden. Das Perfide: Ausgerechnet dort, wo wir uns besonders sicher und geborgen fühlen, lauert das größte Risiko.

Laut Angaben des Statistischen Bundesamtes ist die Zahl der Unfälle in der eigenen Wohnung oder im eigenen Garten vermutlich sogar noch wesentlich größer, da sich unter den Unglücken, die sich während unserer Freizeit ereignen, sehr wahrscheinlich viele häusliche Unfälle verbergen. Unter »Sonstige« oder »während der Freizeit« befinden sich nämlich viele Todesfälle, bei denen auf dem Totenschein schlicht nähere Angaben fehlen.

So vermeiden Sie gefährliche Stürze

Für Unfälle infolge eines Sturzes führt das Statistische Bundesamt eine eigene Kategorie mit zwanzig Sturz-Varianten (ICD-Code: W00 bis W19; siehe Info-Element Seite 160). Dort wird in einer Liste genau unterschieden, wie der Unfallhergang war (Ort und nähere Umstände). Auch der Sturz von einem Fahnenmast, der Sturz in einen Brunnen oder das unbeabsichtigte Fallenlassen einer Person, die getragen wird. Neben diesen eher seltenen Varianten findet sich dort auch die Kategorie W10: »Sturz auf oder von Treppen oder Stufen« (inklusive Sturz auf vereister oder schneebedeckter Treppe), womit der statistisch größte Gefahrenbereich beschrieben ist. In Summe ergeben sich so rund 11.500 Todesfälle pro Jahr – die dreifache Opferzahl im Vergleich zu Verkehrsunfällen. Die Konsequenz: Auf Treppen jedweder Art sollte man auf der Hut sein!

Die fünf besten Tipps, um Unfälle in Haus und Garten zu vermeiden

Tipp 1: Alles, was Stufen hat, birgt Gefahr. Gerade die »eigene« Treppe, die wir täglich nutzen und bei der wir jede Stufe zu kennen glauben, hat es in sich. Zum einen, weil wir sie so oft betreten, zum anderen, weil wir uns dabei in trügerischer Sicherheit wiegen. Einfache Schutzmaßnahme: Wer eine Treppe benutzt, sollte grundsätzlich eine freie Hand haben, um sich am Geländer festzuhalten. Absolutes Tabu: Mit einem Tablett in beiden Händen eine Treppe herunterbalancieren.

Tipp 2: In der Ruhe liegt die Kraft. Oft passieren Unfälle, wenn »schnell noch mal eben« etwas gerichtet werden soll. Banaler Hinweis, der jedoch lebensrettend sein kann: Ziehen Sie den Stecker aus dem Toaster, bevor Sie mit der Gabel nach der eingeklemmten Brotscheibe stochern. Das gilt auch für alle anderen stromführenden Geräte, an denen etwas gerichtet werden soll – auch wenn es sich nur um die Glühbirne handelt.

Tipp 3: Heimwerker aufgepasst! Benutzen Sie eine für Ihr Vorhaben angemessene Schutzausrüstung. Je nach Tätigkeit können dies Brille, Handschuhe, Helm, Gehörschutz oder Sicherheitsschuhe sein.

Tipp 4: Bei der Benutzung von Leitern, ob innen beim Renovieren oder im Außenbereich zum Reinigen der Dachrinne, ist auf einen sicheren Stand zu achten. Ideal ist eine zweite Person unten, die das Abrutschen oder Wackeln der Leiter verhindert.

💡 **Tipp 5:** Bei allen Arbeiten in Haus und Garten, die ein potenzielles Unfallrisiko bergen, sollte sich eine zweite Person in Rufweite befinden. Ganz besonders, wenn mit elektrischen Geräten oder Benzinmotoren (zum Beispiel bei Heckenscheren, Kettensägen oder Rasenmähern) gearbeitet wird.

Wohnungen älterer Menschen sturzsicher machen

In der oben genannten Statistik (siehe Seite 156) nicht erfasst sind Todesfälle, die sich erst als Spätfolge eines Sturzes einstellen. Insbesondere älteren Menschen droht diese Gefahr. Denn durch das altersbedingte Nachlassen der Beweglichkeit und Muskelkraft werden die Bewegungen unsicherer. Hinzu kommen oft eine abnehmende Sehkraft und medikamentenbedingte Schwindelzustände. So kann die Teppichkante buchstäblich zur Stolperfalle werden. Auch ein vergleichsweise harmloser Sturz führt deshalb häufig zu Knochenbrüchen, die einen Krankenhausaufenthalt erforderlich machen. Leider kommt es in der Folge bei Älteren oftmals zu Infektionen, vor allem Lungenentzündungen, die zum Tod führen können. Aus diesem Grund ist es sinnvoll, die Wohnbereiche betagter Menschen »stolpersicher« zu gestalten.

💡 **Tipp 6:** Die folgende Checkliste gibt Anhaltspunkte für eine altersgerechte Gestaltung des Wohnbereichs.

- Geländer mit Handlauf an allen Treppenstufen
- Stolperfallen durch hohe Teppichkanten, Elektrokabel usw. beseitigen
- Gleichmäßige Beleuchtung
- Ebene Schwellen an Türübergängen
- Standsichere Möbel
- Angepasste Betthöhe
- Stabile Haltegriffe an WC, Badewanne und Dusche
- Duschsitz oder Duschhocker
- Rutschfeste Beläge in Badewanne und Dusche

> **WAS BEDEUTEN DIE ICD-CODES DER WHO?**
>
> Die Abkürzung ICD steht für International Statistical Classification of Diseases and Related Health Problems. Mithilfe dieses international gebräuchlichen Schlüssels codieren Ärzte, Psychologen und Zahnärzte die Diagnosen ihrer Patienten, um Krankheiten einheitlich definieren zu können. Diese Klassifikation wurde von der Weltgesundheitsorganisation WHO erstellt. Der Code I21 steht beispielsweise für den akuten Myokardinfarkt (Herzinfarkt), A16 bedeutet: Tuberkulose der Atmungsorgane, W00 bis W19 sind die oben erwähnten Unfälle durch Sturz. Diese Kürzel tauchen auch auf Krankschreibungen auf, die Ärzte einem Angestellten im Krankheitsfall ausstellen. Wer wissen möchte, welche Erkrankung der Arzt auf dem gelben Zettel verschlüsselt hat, findet auf der Webseite des Deutschen Instituts für Medizinische Dokumentation (http://www.dimdi.de) unter dem Stichwort »Klassifikationen« eine entsprechende Suchmaske. Auch einige Krankenkassen bieten diesen Service an.

Risikosportarten meiden

Regelmäßige sportliche Aktivität trägt nachweislich zu einer längeren Lebensdauer bei – man kann gar nicht oft genug darauf hinweisen. Doch Sport kann auch zum Risikofaktor werden. Wer in seiner Freizeit zum Beispiel ein Sport- oder Segelflugzeug steuert, trägt ein etwa einhundertfach höheres Todesrisiko als ein aktiver Vereinsfußballer. Auch Motorsport, Radsport und Wassersport gehören zu den sogenannten Risikosportarten. Und das Risiko lässt sich noch steigern. Extremformen wie Paragliding, Free-Climbing, Basejumping, Wingsuitfliegen, Apnoetauchen und Klippenspringen bieten zwar einen ordentlichen Adrenalin-Kick, doch der kleinste Fehler kann tödlich sein. Hier hat die alttestamentarische Redensart Gültigkeit: »Wer sich in Gefahr begibt, der kommt darin um!«

Darwin Award: Der Tod hat einen Preis

Relativ neu ist eine Todesursache, die mit dem Bedürfnis einhergeht, uns selbst bei jeder Gelegenheit fotografisch abzubilden.

Dazu halten wir das Mobiltelefon am langen Arm von uns weg, damit neben uns selbst möglichst viel von dem spektakulären Hintergrund auf das Bild kommt. Auf diese Weise abgelenkt, wird das »Selfie« manchmal zum letzten zu Lebzeiten erstellten Konterfei des Fotografen. Belegt ist zum Beispiel der Fall eines 66-jährigen japanischen Touristen, der beim Versuch, ein Selfie zu machen, die Stufen des Taj Mahal hinunterstürzte und wenig später an den Folgen seiner schweren Kopfverletzungen verstarb. Dokumentiert sind außerdem versehentliche Stürze von Klippen und hohen Gebäuden, das Erfasstwerden durch herannahende Züge, Autos oder Busse sowie tödliche Verletzungen durch ein Zootier (Braunbär). Menschen, die ihren eigenen Tod durch einen, eklatanten Mangel an Umsicht herbeiführen, haben gute Chancen posthum den sogenannten Darwin Award verliehen zu bekommen.

Diese sarkastisch gemeinte Auszeichnung wird seit 1994 an Menschen verliehen, die sich versehentlich selbst töten oder unfruchtbar machen und dabei ein besonderes Maß an Dummheit an den Tag legen. Charles Darwin, der Entdecker der natürlichen Auslese, steht hier sinnbildlich für den Gedanken, dass ein lebensuntüchtiger Vertreter einer Gattung seiner Art einen Gefallen tut, wenn er die Verbreitung des eigenen Erbguts verhindert. Die infrage kommenden Todesfälle werden auf Plausibilität geprüft und anschließend auf einer Webseite in englischer Sprache veröffentlicht (www.darwinawards.com).

✓ Mein Risiko, an einem Unfall zu sterben:

Aus der Summe Ihrer persönlichen Risikofaktoren ergibt sich Ihr individuelles Gefährdungsprofil. Bitte ankreuzen, was zutrifft:

○ Betreiben Sie eine Risikosportart?

○ Befindet sich in Ihrer Wohnung/Ihrem Haus eine regelmäßig genutzte Treppe?

○ Würden Sie sich als Heimwerker bezeichnen?

○ Pflegen Sie einen großen Garten?

○ Sind Sie älter als 70 Jahre?

○ Leiden Sie gelegentlich an Schwindelzuständen?

○ Würden Sie Ihr Fahrverhalten als eher sportlich bezeichnen?

Auswertung: 0 bis 1 Punkt zutreffend = geringes Risiko; 2 bis 4 Punkte zutreffend = mittleres Risiko; 5 bis 7 Punkte zutreffend = erhöhtes Risiko

ÜBER DIE SCHWIERIGKEIT, VERLÄSSLICHE DATEN ZU ERHALTEN

In Deutschland sterben pro Jahr durchschnittlich 870.000 Menschen. Die genaue Zahl schwankte in den letzten 25 Jahren zwischen 818.271 (2004) und 925.200 (2015). Das Problem: In Deutschland existiert keine bundeseinheitliche Erfassung der Gesamtzahl aller Todesfälle nach Todesursachen, also kein sogenanntes Mortalitätsregister. Das Robert Koch-Institut und weitere Experten im Gesundheitswesen fordern die Bundesregierung und die Bundesländer schon seit Längerem auf, die gesetzlichen Voraussetzungen für ein nationales Mortalitätsregister zu schaffen. Leider bisher ohne Erfolg. Die Datengrundlage für epidemiologische Studien in Deutschland, so die Experten, ist derzeit katastrophal. In anderen Nationen sind Mortalitätsregister längst selbstverständlich. Doch in Deutschland konnten sich die Befürworter bisher nicht durchsetzen – wegen datenschutzrechtlicher Bedenken, aber auch aus Gründen des Föderalismus. Denn ein bundesweit einheitliches Verzeichnis würde die unterschiedlichen Systeme der Todesursachendokumentation in den einzelnen Bundesländern ablösen und Kompetenzen von den Ländern zum Bund verlagern. Die Folge dieser Misere: Genaue Zahlen zu wichtigen Todesursachen wie Herz-Kreislauf-Erkrankungen und Krebs fehlen – selbst Medizinexperten sind auf Schätzungen angewiesen.

Auch Unfälle mit tödlichem Ende werden hierzulande nicht einheitlich und zentral erfasst. Dies hängt neben den oben genannten Gründen damit zusammen, dass für verschiedene Lebensbereiche unterschiedliche Statistiken geführt werden. So gibt es die Arbeits- und Schulunfallstatistiken der Unfallversicherungsträger, die Verkehrsunfallstatistiken des Statistischen

Bundesamts, die Todesursachenstatistik des Statistischen Bundesamts und schließlich die Hochrechnungen und Schätzungen des Robert Koch-Instituts.

Die Folgen: Manche Unfälle werden doppelt gezählt. So taucht zum Beispiel ein Autounfall, der auf dem Weg zur Arbeit passiert, sowohl in der Verkehrsunfallstatistik als auch als Wegeunfall in der Arbeitsunfallstatistik auf. Unfälle in Heim und Freizeit können nur aus Befragungsdaten geschätzt beziehungsweise hochgerechnet werden. Eine Zusammenfassung der verschiedenen Statistiken zu einer Gesamtunfallzahl sowie die korrekte Zuordnung zu Unfallursachen sind daher problematisch und fehleranfällig.

Wie ich vorgegangen bin

Meine Quellen für statistische Angaben waren in erster Linie das Statistische Bundesamt (Destatis), das Robert Koch-Institut (RKI) und das Deutsche Krebsforschungszentrum (DKFZ). Darüber hinaus habe ich Zahlen der gesetzlichen Krankenkassen, der Deutschen Gesellschaft für Ernährung (DGE), von Stiftungen und Bundesministerien verwendet. Außerdem von medizinkritischen Organisationen wie dem Harding-Zentrum für Risikokompetenz und der Cochrane Collaboration, einem internationalen Netzwerk von Wissenschaftlern und Ärzten zur Förderung der evidenzbasierten Medizin. Meine Erfahrung: Unterschiedliche Quellen liefern häufig auch unterschiedliche Zahlen zu bestimmten Gesundheitsbereichen. In solchen Fällen habe ich diejenigen Angaben herangezogen, die mir am seriösesten und plausibelsten erschienen. Aufgrund der beschriebenen Ungenauigkeiten sind alle dargestellten Zahlen als Zirka-Werte zu betrachten, die meist auf den nächsten Tausenderwert gerundet wurden.

Überschneidungen zwischen den Hauptkapiteln

Wer sich die Mühe macht, alle Todesfälle zusammenzuzählen, die im Risiko-Check der zwölf Kapitel angegeben werden, wird feststellen, dass die Summe größer ist, als die wirkliche Anzahl der jährlichen Todesfälle. Dies liegt nicht nur an der problematischen Statistik, sondern auch an der inhaltlichen Überschneidung einiger Kapitel. Zum Beispiel habe ich dem Thema »Schlaganfall« aufgrund seiner herausragenden Bedeutung (100.000 Todesfälle pro Jahr) ein eigenes Kapitel gewidmet, obwohl diese Zahl bereits in der Statistik der Herz-Kreislauf-Erkrankungen erfasst ist. Auch das immer bedeutsamer werdende Thema »Übergewicht« hat ein eigenes Kapitel bekommen, obwohl die auf Adipositas zurückzuführenden Todesursachen wie Herzinfarkt und Krebserkrankungen bereits in den anderen Kapiteln berücksichtigt wurden.

QUELLENANGABEN

Klappentext/Einleitung
Howard Friedman und Leslie Martin: *Die Long-Life-Formel*. Beltz-Verlag, Weinheim 2012.

Herz-Kreislauf-Erkrankung
Melanie Nichols, Nick Townsend, Peter Scarborough und Mike Rayner: »Age-specific coronary heart disease mortality in the European Union over three decades: 1980–2009«. *European Heart Journal*, Oktober 2013.

Der »Weißkittel-Bluthochdruck«
Christopher E. Clark, Isabella A. Horvath, Rod S. Taylor, John L. Campell: »Doctors record higher blood pressures than nurses: systematic review and meta-analysis«. *The British Journal of General Practice*, Bd. 64, Nr. 621, April 2014.

Gute und schlechte Blutfette und Arteriosklerose
Deutsche Gesellschaft zur Bekämpfung von Fettstoffwechselstörungen und ihren Folgeerkrankungen DGFF (Lipid-Liga) e. V.

Fragwürdige Behandlung mit Statinen
H. M. Krumholz, T. E. Seeman, S. S. Merrill, C. F. Mendes de Leon, V. Vaccarino, D. I. Silverman, R. Tsukahara, A. M. Ostfeld und L. F. Berkman: »Lack of association between cholesterol and coronary heart disease mortality and morbidity and all-cause mortality in persons older than 70 years«. *Journal of the American Medical Association*, 1994.

R. S. Newson, J. F. Felix, J. Heeringa, A. Hofman, J. C. Witteman und H. Tiemeier: »Association between serum cholesterol and noncardiovascular mortality in older age«. *Journal of American Geriatric Society*, 2011.

K. K. Ray, S. R. Seshasa, S. Erqou, P. Sever, J. W. Jukem, I. Ford, N. Sattar: »Statins and all-cause mortality in high-risk primary prevention«. *Archives of International Medicine*, 2010.

Sport
Deutsche Herzstiftung e.V.: http://www.herzstiftung.de/Bluthochdruck-Sport.html

European Society of Hypertension (ESH) und European Society of Cardiology (ESC): *Europäische Leitlinien zum Bluthochdruck*, 2016.

Nächtlicher Blutdruck entscheidend
M. Middeke: »Die U-förmige Beziehung zwischen nächtlichem Blutdruck und Organschäden«. *Deutsche Medizinische Wochenschrift*, 2005.

Weltmeister im Pillenschlucken
Health at a Glance. OECD Indicators, 2015.

Genetik und Herzkrankheit
Heribert Schunkert et al. für das CARDIoGRAM Consortium: »Large-scale association analysis identifies 13 new susceptibility loci for coronary artery disease«. *Nature Genetics*, 2011.

C. K. Chow, S. Islam, L. Bautista, Z. Rumboldt, A. Yusufali, C. Xie, S. S. Anand, J. C. Engert, S. Rangarajan, S. Yusuf: »Parental history and myocardial infarction risk across the world: the INTERHEART Study«. *Journal of the American College of Cardiology*, 2011.

Moderate Bewegung
P. Schnohr, J. H. O'Keefe, J. L. Marott, P. Lange, G. B. Jensen: »Dose of jogging and long-term mortality: the Copenhagen City Heart Study«. *Journal of the American College of Cardiology*, 2015.

James H. O'Keefe, Harshal R. Patil, Carl J. Lavie, Anthony Magalski, Robert A. Vogel und Peter A. McCulloughd: »Potential Adverse Cardiovascular Effects From Excessive Endurance Exercise«. *Mayo Clinic Proceedings annual board*, 2012.

Praxis Westend: http://www.kardiologie-praxiswestend-berlin.de/blog/2015/rat-fuer-jogger-run-for-your-life-at-a-comfortable-speed-and-not-too-far/

Bildung schützt vor Übergewicht
Robert Koch-Institut Studie *DEGS1*.

Das Metabolische Syndrom
L. Antón-Aparicio et al.: »Metabolic syndrome (MetS) incidence in renal cell carcinoma (RCC) patients«. *Journal of Clinical Oncology*, 2015.

Ausreichend Schlaf schützt vor Übergewicht
H. K. Al Khatib et al: »The effects of partial sleep deprivation on energy balance: a systematic review and meta-analysis«. *European Journal of Clinical Nutrition*, 2. November 2016.

Kirsten K. Ness, Melissa M. Hudson, Kendra E. Jones, Wendy Leisenring, Yutaka Yasui, Yan Chen, Marilyn Stovall, Todd M. Gibson, Daniel M. Green, Joseph P. Neglia, Tara O. Henderson, Jacqueline Casillas, Jennifer S. Ford, Karen E. Effinger, Kevin R. Krull, Gregory T. Armstrong, Leslie L. Robison, Kevin C. Oeffinger, Paul C. Nathan: »Effect of Temporal Changes in Therapeutic Exposure on Self-reported Health Status in Childhood Cancer Survivors«. *Annals of Internal Medicine*, 2016.

Wer lange sitzt, ist schneller tot
Prof. Ulf Ekelund, PhD for the Lancet Physical Activity Series 2 Executive Committe the Lancet Sedentary Behaviour Working Group: »Does physical activity attenuate,

or even eliminate, the detrimental association of sitting time with mortality? A harmonised meta-analysis of data from more than 1 million men and women«. 27. Juli 2016.

M. G. Marmot, S. Stansfeld, C. Patel, F. North, J. Head, I. White, E. Brunner, A. Feeney, M. G. Marmot, G. Davey Smith: »Health inequalities among British civil servants: the Whitehall II study«, 2015.

Leandro Rezente, Sao Paulo: »Physical activity as part of daily living: Moving beyond quantitative recommendations«. *American Journal of Preventive Medicine*, 2016.

Schwere Entscheidung für Ärzte
New England Journal of Medicine, 2016.

Aspirin
The Lancet, 18. Mai 2016.

Hauptrisiko Bluthochdruck
The Lancet; http://www.thelancet.com/pdfs/journals/lancet/PIIS0140-6736(16)30506-2.pdf

Informationsdienst Wissenschaft (idw): https://idw-online.de/de/news656409

The Lancet; 15. Juli 2016.

Nüsse schützen die Gefäße
European Journal of Epidemiology, 2015.

Krank durch Überstunden
Yue Leng, Francesco P. Cappuccio, Nick W. J. Wainwright, Paul G. Surtees, Robert Luben, Carol Brayne, Kay-Tee Khaw: »Sleep duration and risk of fatal and nonfatal stroke«. *Neurology*, Februar 2015.

Langschläfer in Gefahr?
Yue Leng: *Neurology*, University of Cambridge.

TIA Warnzeichen
Dirk Sander und Bastian Conrad: »Die transitorisch ischämische Attacke – ein medizinischer Notfall«. *Deutsches Ärzteblatt*, Jg. 103, Nr. 30, 28. Juli 2006.

Infektionskrankheiten

Lebensrettende Klinik (Greifswald)
Deutsches Qualitätsbündnis Sepsis – icosmos

Sepsis
Carolin Fleischmann, Daniel O. Thomas-Rueddel, Michael Hartmann, Christiane S. Hartog, Tobias Welte, Steffen Heublein, Ulf Dennler, Konrad Reinhart: »Fallzahlen und Sterblichkeitsraten von Sepsis-Patienten im Krankenhaus, Analyse

der deutschlandweiten fallpauschalenbezogenen Krankenhausstatistik von 2007 bis 2013«. *Deutsches Ärzteblatt*, Jg. 113, Nr. 10, 11. März 2016.

Lebensrettende Klinik
http://medizin-aspekte.de/neue-diagnostikverfahren-bei-blutvergittung-sepsis-retten-menschenleben

Grippeimpfung
The Cochrane database of systematic reviews. Band 3, 2014: »Vaccines for preventing influenza in healthy adults.«

B. G. Armstrong, P. Mangtani, A. Fletcher, S. Kovats, A. McMichael, S. Pattenden, P. Wilkinson: »Effect of influenza vaccination on excess deaths occurring during periods of high circulation of influenza: cohort study in elderly people«. *British Medical Journal*, 2004.

Multiresistente Erreger
Die Welt, 18. Februar 2014.

Lungenkrebs
Robert Koch-Institut: *Bericht zum Krebsgeschehen in Deutschland*, 2016.

Statistisches Bundesamt

Nichtraucher stehen unter Schutz
Zentrum für Krebsregisterdaten des Robert Koch-Instituts

Präventive Untersuchungen
Deutsches Krebsforschungszentrum DKFZ

The National Lung Screening Trial Research Team: »Reduced Lung-Cancer Mortality with Low-Dose Computed Tomographic Screening«. *The New England Journal of Medicine*, 2011.

»Lung Cancer Screening Intervention Trial (LUSI)«, Langzeitstudie des DKFZ, seit 2007.

Demenz und Selbstmordgefahr
Deutsche Alzheimergesellschaft e.V.

Darmkrebs
Robert Koch-Institut: *Bericht zum Krebsgeschehen in Deutschland*, 2016.

Statistisches Bundesamt (Destatis)

Deutsche Gesellschaft für Ernährung (DGE): *Leitlinien Fett und Kohlenhydrate*

Brustkrebs
Robert Koch-Institut: *Bericht zum Krebsgeschehen in Deutschland*, 2016.

Statistisches Bundesamt

Robert Koch-Institut

Frühe Mutterschaft schützt vor Brustkrebs
Collaborative Group on Hormonal Factors in Breast Cancer, *Lancet*, 1997.

Erhöhtes Risiko für Linkshänderinnen
L. Fritschi, M. Divitini, A. Talbot-Smith and M. Knuiman: »Left-handedness and risk of breast cancer.« *British Journal of Cancer*, 2010.

Faktor Lebensstil
Übergewicht: *Ärztezeitung* vom 2. Oktober 2011 und Professor Marianne Ewertz von der Universitätsklinik in Odense, Danish Breast Cancer Cooperative Group.

Alkohol: Prospektive Kohortenstudie LACE, Kaiser Permanente in Oakland

Hormone: Deutsches Krebsforschungszentrum und Uniklinik Dresden für Psychotherapie und Psychosomatik

Prostatakrebs
Robert Koch-Institut: *Bericht zum Krebsgeschehen in Deutschland*, 2016.

Statistisches Bundesamt

Vorsorgeuntersuchung
DGU (Deutsche Gesellschaft für Urologie e.V.; Hrsg.): »Interdisziplinäre Leitlinie der Qualität S3 zur Früherkennung, Diagnose und Therapie der verschiedenen Stadien des Prostatakarzinoms«. September 2009.

N. Mottet, P. J. Bastian, J. Bellmunt, R. C. N. van den Bergh, M. Bolla, N. J. van Casteren, P. Cornford, S. Joniau, M. D. Mason, V. Matveev, T. H. van der Kwast, H. van der Poel, O. Rouvière, T. Wiegel: »Guidelines on prostate cancer. European Association of Urology (EAU)«, 2014.

H. Rübben (Hrsg.): *Uroonkologie*. 4. Auflage, Springer Medizin Verlag, Heidelberg 2007.

PSA-Test
G. L. Andriole, E. D. Crawford, R. L. Grubb, S. S. Buys, D. Chia, T. R. Church, M. N. Fouad, C. Isaacs, P. A. Kvale, D. J. Reding, J. L. Weissfeld, L. A. Yokochi, B. O'Brien, L. R. Ragard, J. D. Clapp, J. M. Rathmell, T. L. Riley, A. W. Hsing, G. Izmirlian, P. F. Pinsky, B. S. Kramer, A. B. Miller, J. K. Gohagan, P. C. Prorok, PLCO Project Team: »Prostate cancer screening in the randomized Prostate, Lung, Colorectal«. *Journal of the National Cancer Institute*, 2012.

G. L. Andriole, E. D. Crawford, R. L. Grubb, S. S. Buys, D. Chia, T. R. Church, M. N. Fouad, C. Isaacs, P. A. Kvale, D. J. Reding, J. L. Weissfeld, L. A. Yokochi, B. O'Brien, L. R. Ragard, J. D. Clapp, J. M. Rathmell, T. L. Riley, A. W. Hsing, G. Izmirlian, P. F: Pinsky, B. S. Kramer, A. B. Miller, J. K. Gohagan, P. C. Prorok, PLCO Project Team: »Ovarian Cancer Screening Trial: mortality results after 13 years of follow-up.« *Journal of the National Cancer Institute*, 2012.

Kombination von Ultraschall und MRT
»Promis-Studie«. *Journal of Clinical Oncology 34*, 2016.

Gleason-Score
Studie Martini-Klinik, Instituts für Pathologie des Universitätsklinikums Hamburg-Eppendorf, UKE 2016.

Prävention durch Hormonentzug
I. M. Jr. Thompson, P. J. Goodman, C. M. Tangen, H. L. Parnes, L. M. Minasian, P. A. Godley, M. S. Lucia, L. G. Ford: »Long-term survival of participants in the prostate cancer prevention trial«. *The New England Journal of Medicine*, 2013.

Kürbis & Co.
http://www.pharmazeutische-zeitung.de/?id=39226

Häufige Orgasmen als Schutz
American Urological Association Annual Meeting, 2015.

Soja
M. C. Bosland, I. Kato, A. Zeleniuch-Jacquotte, J. Schmoll, E. Enk Rueter et al.: »Effect of soy protein isolate supplementation on biochemical recurrence of prostate cancer after radical prostatectomy: a randomized trial«. *Journal of the American Medical Association*, 2013.

Suizid
World Health Organization (WHO): »World report on violence and health«. Genf 2002.

Risikofaktor Jugend
Statistisches Bundesamt: »Im Jahr 2011 waren 21,4 Prozent der verstorbenen männlichen Personen und 15,0 Prozent der verstorbenen weiblichen Personen dieser Altersgruppe Selbstmörder«, Wiesbaden 2016.

Der »Werther-Effekt«
Deutsche Gesellschaft für Suizidprävention

Anzeichen einer Depression erkennen
H. U. Wittchen, N. Müller, H. Pfister, S. Winter und B. Schmidtkunz: »Erscheinungsformen, Häufigkeit und Versorgung von Depressionen. Ergebnisse des bundesweiten Gesundheitssurveys ‚Psychische Störungen'«. *Fortschritte der Medizin*, 2000.

Wie wird eine Depression behandelt?
Institut für Qualität und Wirtschaftlichkeit im Gesundheitswesen (IQWiG) 2016.

Sterbehilfe
Bundesministerium der Justiz und für Verbraucherschutz 2016.

Unfall
Altes Testament, Buch Jesus Sirach (3,27-28): »Denn wer sich gern in Gefahr gibt, der verdirbt darin; und einem vermessenen Menschen gehts endlich übel aus.«

Über die Schwierigkeit, verlässliche Daten zu erhalten
Statista: Die Entwicklung der Anzahl der Sterbefälle in Deutschland in den Jahren von 1991 bis 2015 (ohne Totgeborene, nachträglich beurkundete Kriegssterbefälle und gerichtliche Todeserklärungen), 2016.

Robert Koch-Institut: *Bericht zum Krebsgeschehen in Deutschland*, 2016.

Statistisches Bundesamt: Diverse Publikationen 2015 und 2016.

Bundesinstitut für Bevölkerungsforschung: Mortalitäts-Follow-Up der Nationalen Kohorte – ein neues Projekt am BiB. *Bevölkerungsforschung aktuell*, Ausgabe 6/2015, 36. Jahrgang.

REGISTER

A

Adipositas, siehe Übergewicht
Adrenalin 44 f., 160
Alkohol 49, 51, 59, 82, 89, 113, 124 ff., 130, 137, 145, 147, 155
Alzheimer, siehe Demenz
Antibiotika 39, 58, 60 f., 64, 68 ff.
Antidepressiva 78
Antioxidantien 25, 88 f.
Adiponektin 36
Arteriosklerose 13 f., 21, 25, 53
Aspirin 28, 48, 78, 81

B

Ballaststoffe 115 f.
Behandlungsfehler 8, 65, 68, 71 ff., 75, 81, 84,
Beta-Carotin 25, 89
Bequemlichkeit 8
Beruhigungsmittel 80
Bewegung, siehe Sport
Bildung 34 f., 97 f., 105
Blut
  Arteriosklerose 13 f., 21, 25, 53
Blutdruck 11 f., 15–21, 23, 35, 44 f., 50, 53, 79, 83, 97
  Blutfett 11, 14 f., 20 f., 23, 35, 50 f., 79, 83
  Blutgerinnsel 11, 47, 53
  Blutversorgungsstörung 46

Blutdruck 11 f., 15–21, 23, 35, 44 f., 50, 53, 79, 83, 97
Blutdruck-Senker 79
Blutfett 11, 14 f., 20 f., 23, 35, 50 f., 79, 83
Blutgerinnsel 11, 47, 53
Blutvergiftung, siehe Sepsis
Blutversorgungsstörung 46
Brustkrebs 118–130, 137, 156
Bundesamt für Strahlenschutz 94
Burn-out 152 f.

C

Cholesterin 13 ff., 28, 39, 79, 115
Cochrane Collaboration 66, 133, 135, 164
Collaborative Group on Hormonal Factors in Breast Cancer 123
Cortisol 40, 125

D

Darmkrebs 60, 91, 107, 109 f., 112 f., 115 ff.
Darmspiegelung 107, 110 ff., 117
Darwin Award 160 f.
Demenz 14, 78, 96–101, 103 ff.
Depression 78, 98, 104, 145, 147 ff., 152 f., 155
Deutsche Gesellschaft für Chirurgie 75
Deutsche Gesellschaft für Ernährung (DGE) 23, 25, 114, 117, 164

Deutsche Krebshilfe 129
Deutsche Sporthochschule Köln 26, 50
Deutsches Institut für
  Medizinische Dokumentation 160
Deutsches Krebsforschungszentrum
  (DKFZ) 36, 112 f., 121, 127, 164
Diabetes 13, 15, 32, 34 f.,
  37, 44, 51, 79, 98

E
Eierstockkrebs 128 f.
ENCHANTED-Studie 47
EPIC-Studie 115
Erreger 57 f., 60–64, 66, 68 ff., 90

F
Fettleibigkeit, siehe Übergewicht
Fruktose 37 f.

G
Gehirnjogging 101 f.
Gemüse 25, 30, 35 f., 41, 56, 62,
  89, 111, 113–117, 143
Gene 22, 38 f., 53, 128 f., 137
Gesundheitssystem
  Krankenhaus 8, 46, 61, 63 ff., 68,
    71–74, 77 f., 99, 119, 159
  Pharmaindustrie 15, 20, 71, 78, 135
  Weißkittelbluthochdruck 16, 18
Gewebeprobe 120, 133, 135 f.
Ghrelin 40
Gleason-Score 136
Glukose 37, 43
Glykämischer Index (Glyx) 43
Grippe 58, 63, 66 f., 90 f.

H
Harding-Zentrum für
  Risikokompetenz 121, 164
Herz
  Herzinfarkt 10 f., 13, 15, 19, 22, 27 ff.,
    34 f., 50, 67, 81, 90, 160, 165
  Herz-Kreislauf-Erkrankung 10 ff., 15,
    17, 19, 21 ff., 25 ff., 30 ff., 34 f., 43,
    49, 78 f., 81, 89, 101, 115, 163, 165
  Kammerflimmern 10, 30
  Plötzlicher Herztod 10, 29
Herzinfarkt 10 f., 13, 15, 19, 22, 27 ff.,
  34 f., 50, 67, 81, 90, 160, 165
Herz-Kreislauf-Erkrankung 10 ff., 15,
  17, 19, 21 ff., 25 ff., 30 ff., 34 f., 43,
  49, 78 f., 81, 89, 101, 115, 163, 165
Hormone
  Adiponektin 36
  Adrenalin 44 f., 160
  Cortisol 40, 125
  Ghrelin 40
  Insulin 12, 35–38, 40, 43
  Leptin 36, 40
  Östrogen 125–128
  Serotonin 78, 149
  Testosteron 132, 137 f.
Hygiene 27, 57 f., 60, 62, 64 ff., 71, 73

I
Immunsystem 23, 50, 57, 59,
  62 f., 115, 150
Impfung 57, 60, 63, 66 f., 90 f.
Infektion 53, 57–66, 68 ff., 75,
  91, 99, 109, 115, 159
Institut für angewandte Qualitäts-
  förderung und Forschung im
  Gesundheitsweisen (AQUA) 74

Institut für Qualität und Wirtschaftlichkeit im Gesundheitswesen (IQWiG)	74
Insulin	12, 35–38, 40, 43
Interaktions-Check	80
International Statistical Classification of Diseases and Related Health Problems (ICD)	160

K

Kammerflimmern	10, 30
Kardiometabolische Risikofaktoren	15
Klinik, siehe Krankenhaus	
Krankenhaus	8, 46, 61, 63 ff., 68, 71–74, 77 f., 99, 119, 159
Krankenkasse	61, 72–76, 78, 80 f., 90, 93, 107, 119, 132, 135, 139, 160, 164

L

Leben verlängern	7 f., 50, 153
Lebenserwartung	8, 32, 35, 58, 83, 96
Lebensstil	7 ff., 19 f., 35, 41, 51, 59, 109, 124
Leptin	36, 40
Lungenentzündung	63, 67 f., 86, 91, 99, 159
Lungenkrebs	23, 85 f., 90–94

M

Magnetresonanztomografie (MRT)	76, 98, 135
Mammografie-Screening	119 ff.
Medikamente	
Antibiotika	39, 58, 60 f., 64, 68 ff.
Antidepressiva	78
Aspirin	28, 48, 78, 81
Beruhigungsmittel	80
Blutdruck-Senker	79
Dosierung	81 f.
Säureblocker	79
Statine	14 f., 21, 79
Medizinischer Dienst der Krankenkassen (MDK)	72, 81
Metabolisches Syndrom	35 ff.
Mineralstoffe	114, 117
Mortalitätsregister	163
Musik	53, 146

N

Nüsse	8, 24, 28, 42, 51, 115, 117

O

Obst	25, 30, 35, 56, 62, 89, 113 f., 116 f., 143
Omega-3-Fette	23 f., 42
Omega-6-Fette	24, 42
Östrogen	125, 127 f.

P

Pharmaindustrie	15, 20, 71, 78, 135
Plötzlicher Herztod	10, 29
Präbiotika	116
Prävention	8, 10, 22, 48 f., 61, 64, 89, 92 f., 101, 107, 110, 119 f., 131, 133, 138, 140 f.
Probiotika	115 f.
Prostatakrebs	131–134, 137 f., 142 f., 156
Psychische Erkrankung	104, 144 f., 147, 149 f.

R

Rauchen	8, 12 f., 15, 23, 32, 51, 85 f., 90, 92, 94, 98, 113, 137
Resilienz	149 f.
Robert Koch-Institut	63, 66, 91, 163 f.

S

Säureblocker	79
Schlaf	18, 40, 54, 56, 59, 78 f., 105, 111 f., 127, 148, 152 f.
Schlaganfall	10 f., 15, 27, 34 f., 46–56, 67, 81, 90, 165
Selbstheilung	69, 73, 83
Selbstmord, siehe Suizid	
Selbsttest	30, 45, 56, 70, 84, 94, 106, 117, 130, 143, 155, 162
Sepsis	57, 59 ff., 63
Serotonin	78, 149
Sport	8, 11 ff., 18 ff., 23, 26, 35, 39 ff., 44 f., 49 f., 52, 59, 89, 98, 102, 113, 128, 137, 160
Ständige Impfkommission (STIKO)	60, 63, 66, 91
Statine	14 f., 21, 79
Statistisches Bundesamt	67, 156 f., 163 f.
Sterbehilfe	153
Stiftung Deutsche Depressionshilfe	148
Stiftung Deutsche Schlaganfall-Hilfe	50, 52
Stress	13, 16, 18, 36, 39 f., 44 f., 52, 59, 87, 89, 100 f., 125, 152
Suizid	104 f., 144–147, 154, 156

T

Testosteron	132, 137 f.
Thrombolyse	46 ff.
Transitorische Ischämische Attacke (TIA)	55

U

Übergewicht	11 ff., 15, 23, 32–36, 38 ff., 49, 52 f., 98, 112 ff., 117, 124 ff., 137
Unabhängige Patientenberatung (UPD)	72
Unfall	137, 145 f., 154, 156–160, 163 f.
Ungesättigte Fettsäuren	23, 28, 42, 51

V

Vitamine	25 f., 51, 89, 114, 116
Vorsorge, siehe Prävention	

W

Weißkittelbluthochdruck	16, 18
Weltgesundheitsorganisation (WHO)	10, 21, 33, 37, 58, 145, 147, 160
Work-Life-Balance	19, 52

Z

Zucker	12, 36–39, 43